O.W. BARTH

ULRICH HOFFMANN

WAS MEDITATION WIRKLICH KANN

Wie Sie die richtige
Form für sich finden
und damit Körper und
Geist regenerieren

O.W. BARTH ✳

Besuchen Sie uns im Internet:
www.ow-barth.de

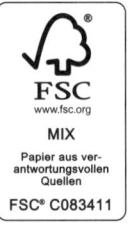

FSC
www.fsc.org
MIX
Papier aus verantwortungsvollen Quellen
FSC® C083411

© 2018 O. W. Barth Verlag
Ein Imprint der Verlagsgruppe
Droemer Knaur GmbH & Co. KG, München
Alle Rechte vorbehalten. Das Werk darf – auch teilweise –
nur mit Genehmigung des Verlags wiedergegeben werden.
Redaktion: Martina Darga
Covergestaltung: ZERO Werbeagentur, München
Coverabbildung: GettyImages / Mitja Kobal;
FinePic / shutterstock
Satz: Daniela Schulz, Rheda-Wiedenbrück
Druck und Bindung: CPI books GmbH, Leck
ISBN 978-3-426-29279-2

2   4   5   3   1

Für Carolin:
Cause Now's all there is

INHALT

3 ☙

WELCHE MEDITATION WANN WIRKLICH HILFT   73

4

WIE MEDITATION WIRKLICH GEHT

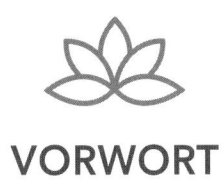

VORWORT

Gestern war so ein Tag. Auf dem Weg ins Büro wollte ich noch einem Freund zwei Magazine in den Briefkasten stecken. Was hatte ich bei der Ankunft im Büro noch in der Fahrradtasche? Klar, die beiden Zeitschriften! Kaum auf dem Rad, hatte ich auf Autopilot umgeschaltet und an sonst was gedacht, nur nicht an meinen Zwischenstopp.

Und so ging es weiter, so ist es ja manchmal. Am Nachmittag wollte ich eine Papiertüte in das Schrankfach unter dem Kühlschrank legen. Ich nahm die Tüte, öffnete den Kühlschrank und legte sie hinein. Dann fiel mir auf, was ich getan hatte, und ich musste laut lachen. (Das ist übrigens bei mir der wichtigste Effekt des Meditierens: Ich lache jetzt über all diese Sachen, die mich früher geärgert haben.)

Na ja, dann würde ich jedenfalls auf dem Rückweg die Zeitschriften einwerfen, oder?! Zeitschriften, Zeitschriften, Zeitschriften … es ist schon klar, wie die Story ausgeht, oder? Natürlich habe ich die Magazine wieder schön mit nach Hause gefahren.

Und heute Morgen wieder mit ins Büro.

Aber ich schaff das noch. Nachher, auf dem Rückweg!

Meditation und ihre kleine Schwester, die Achtsamkeit, sind im Trend und füllen viele (Frauen-)Magazinseiten. Aber halten sie auch, was versprochen wird? Ja, das tun sie, wie mittlerweile viele Tausend wissenschaftliche Studien weltweit belegen.

Der Auslöser, mit dem Meditieren zu beginnen, ist zumindest in der westlichen Welt meist ein Missbefinden oder Mangel. Wir sind gestresst, werden vergesslich (s.o.), haben Rückenschmerzen oder einen zu hohen Blutdruck. Wir leiden an Burn-out oder wollen unsere Konzentrationsfähigkeit verbessern.

So lesen Sie sehr wahrscheinlich dieses Buch oder besuchen möglicherweise einen Meditationskurs, weil Sie möchten, dass es Ihnen besser geht!

Ursprünglich jedoch war die Meditation einer von mehreren Schritten auf dem Weg zur Erleuchtung. Genau wie man Yoga aus diesem Kontext herauslösen und ausschließlich als Sport auffassen kann, so lässt sich auch Meditation ganz und gar auf sich selbst reduzieren und »nützt« trotzdem. Sie gilt inzwischen fast als Wundermittel, wird gegen Unfruchtbarkeit und soziale Ängste empfohlen, um sich das Rauchen abzugewöhnen und um die Leistungsfähigkeit im Job zu steigern. In diesem Buch soll es darum gehen, was Meditation wirklich kann (und ebenso darum, wo ihre Grenzen liegen).

Selbstverständlich erhalten Sie auch erste Anleitungen, um mit dem Meditieren zu beginnen. Insbesondere werde ich Ihnen dabei helfen, die passende Meditation für Ihre Lebenssituation auszuwählen. Damit Sie möglichst viel Freude am Meditieren haben, gern dabeibleiben und die für Sie wesentlichen Stimulationen erfahren. Denn Meditation ist nicht gleich Meditation!

Gesundheit ist vielleicht der größte Wunsch, den wir im Leben haben, denn ohne Gesundheit macht alles andere deutlich weniger Freude. Meist merken wir erst, was uns fehlt, wenn unsere Gesundheit eingeschränkt oder zumindest in Gefahr ist. Darauf zu reagieren und etwas zu tun ist wichtig und richtig.

In welchen Fällen Meditation helfen und heilen kann, wie das geschieht und warum, stelle ich in diesem Buch dar. Genauso spreche ich auch die Grenzen der Methode an. Manche Erfolge lassen sich der Meditation zumindest nicht eindeutig zuordnen. Es gibt sogar Situationen, in denen Experten vom Meditieren oder zumindest von bestimmten Meditationsformen ausdrücklich abraten.

Über die weitreichenden positiven Auswirkungen auf die körperliche Gesundheit hinaus möchte ich auch aus einem anderen Grund für die Meditation werben. Sie ist, wie gesagt, ein Schritt auf dem Weg zur Weisheit. Meditation fördert Selbsterkennung und Selbstakzeptanz. Ich bin der Ansicht und habe auch die Erfahrung gemacht: Je mehr ich über mich weiß und je besser ich damit umgehe, desto besser klappt mein Umgang mit allen anderen.

Spätestens seit Freud und Jung wissen wir: Verdrängte, unbewusste und abgespaltene Wünsche und Sehnsüchte machen uns das Leben ganz schön schwer. Welche genau es sind und wie sie das tun, darüber streiten die Gelehrten. Mithilfe von Meditation erlangen wir die Möglichkeit, zumindest in einem gewissen Umfang diese Ebenen zu erkennen und bewusst zu integrieren. So leben wir in größerem Frieden mit uns und mit unserer Umwelt. Weil ich mich besser kenne und besser mit *mir* klarkomme, komme ich auch besser mit *dir* klar. Das ist schwer messbar und damit kaum nachweisbar. Es ist aber de facto ein sehr erfreulicher Nebeneffekt der Meditation, egal, ob Sie damit beginnen, um Erleuchtung zu erfahren oder Ihr Magengeschwür loszuwerden. Der Nutzen des Meditierens ist nicht so berechenbar wie der von Arzneimitteln, weil die große Unbekannte unserer Persönlichkeit und Psyche eine wichtige Rolle spielt. Doch es lohnt sich, Meditation auszuprobieren. Ihre Kosten sind null, der Zeitaufwand ist gering, der mögliche Gewinn ist groß und lebenslang.

Ich stelle Ihnen in diesem Buch den aktuellen Stand der Forschung zu verschiedenen Meditationen und die zugehörigen Meditationsanleitungen vor. Denn es gibt recht unterschiedliche Meditationsarten, die verschiedene Effekte haben, deshalb sollte eigentlich für jeden etwas dabei sein, vom stillen Stubenhocker bis zum rastlosen Aktivisten.

Meditation ist kein Allheilmittel für alles und jeden. Aber für vieles und für viele. Ich werden Ihnen so genau wie möglich die nachweisbaren Effekte darstellen und auch so genau wie möglich die mir aus Berichten und eigener Erfahrung bekannten weiteren Vorteile und Grenzen der Meditation auflisten.

Gesundheit umfasst viele Bereiche. Geist und Körper sind komplex und vernetzt. Meditation kann sie verbinden und stärken. *Was Meditation wirklich kann* fasst zusammen, was möglich ist – und wie.

Viel Spaß beim Lesen und, hoffentlich, viel Freude beim Meditieren!

Ulrich Hoffmann

1

WAS MEDITATION WIRKLICH IST – UND WAS NICHT

Dass Meditation Körper und Geist guttut, ist einerseits subjektives Empfinden, andererseits auch empirisch nachgewiesen in medizinischen Studien. Inzwischen ist es auch neurologisch erklärbar, das heißt auf Hirnscans sichtbar, was beim und durch das Meditieren im Gehirn passiert. Ebenso lässt sich nachvollziehen, *warum* eine bestimmte Meditationsform einen bestimmten Effekt auf unser Nervensystem und das Gehirn hat. Und diese Ergebnisse und Überlegungen passen wiederum genau zu den Beobachtungen und Beschreibungen von Personen, die schon lange meditieren.

Die Tatsache, dass sich unser Gehirn – übrigens bis ins hohe Alter – verändern kann und somit auch in fast jeder Hinsicht »trainierbar« ist, nennt man *Neuroplastizität*. Man kann diese Veränderungen mittlerweile mithilfe von Hirnscans feststellen. Doch die entsprechenden Untersuchungen sind nicht gut miteinander zu vergleichen, denn es wurden verschiedene Meditationsformen untersucht. Unterschiedlich waren auch die Dauer der Meditationen und die Regelmäßigkeit, mit der sie ausgeführt wurden. Außerdem meditierten einige der Probanden, die an den Studien teilnahmen, schon zehn oder zwanzig Jahre, andere dagegen zum ersten Mal in ihrem Leben.

Andererseits zeigen sich durch die Studien zwei Ergebnisse sehr deutlich, die sich auch mit meiner persönlichen

Erfahrung sowie den Berichten aus dem Bekannten- und Kollegenkreis decken:

1. »Viel hilft viel!« Wer zwanzig Jahre lang täglich mehrere Stunden meditiert, verursacht im Gehirn (statistisch) größere Veränderungen als jemand, der erst vor Kurzem angefangen hat, oder jemand, der nicht täglich oder regelmäßig meditiert.

2. »Ein wenig hilft mehr als gar nicht!« Schon nach wenigen kurzen Meditationssitzungen lassen sich erste positive Veränderungen zeigen, die auch konkrete Auswirkungen bis in den Alltag hinein haben können. Sie sind nur eben noch nicht so stabil und belastbar.

Das bedeutet: Es muss eben für den Alltagsnutzen ganz sicher nicht das vierwöchige Meditations- und Schweigeretreat sein. Sondern 15 Minuten, viermal die Woche, sind schon toll. Und bei Interesse oder Bedarf kann man dann eben auch viel tiefer einsteigen und entsprechend mehr herausholen.

Vor allem: Man kann auch in der einen Lebensphase so handeln, in der nächsten anders. (Merke: Wenn du es eilig hast, gehe langsam.) Sie können also mit so viel Meditation beginnen, wie für Sie angenehm und machbar ist. Und dann sehen Sie weiter.

In diesem ersten Kapitel des Buches möchte ich Ihnen darstellen, welchen Nutzen Meditation hat beziehungsweise haben kann. Im zweiten Kapitel werden wir uns damit beschäftigen, welche gesundheitlichen Einschränkungen sich durch Meditation vermeiden oder lindern lassen. Danach erfahren Sie im dritten Kapitel, wie dies möglich ist, und auch, welche Meditationsform wozu geeignet ist. Im vierten Kapitel schließlich finden Sie das Wichtigste:

die ausführlichen Anleitungen zu ausgewählten Meditationen, um diese selbst durchzuführen und alle Vorteile der Meditation zu genießen.

Warum meditieren?

Wenn Sie zu diesem Buch gegriffen haben, weil Sie sich möglichst schnell besser fühlen möchten, können Sie selbstverständlich auch gleich nach hinten blättern und loslegen! Denn:

- man muss nicht an Meditation glauben, damit sie hilft, und
- man muss nicht wissen, warum und wie Meditation funktioniert, damit sie hilft.

Sie müssen auch nicht erklären können, wie ein Flugzeug fliegt, um damit von A nach B zu reisen. Und es ist dem Flugzeug ganz egal, ob Sie daran glauben, dass es fliegt.

Die meisten Menschen in der westlichen Welt fangen an zu meditieren, weil ihnen irgendjemand dazu rät, etwa ein Arzt, oder weil sie gelesen haben, dass es ihnen bei einem bestimmten Problem helfen kann. Sie möchten besser mit Stress umgehen, mehr Energie haben, sich besser konzentrieren können.

Das heißt, sie beginnen zu meditieren, »um … zu …« (*um* etwas Bestimmtes *zu* erreichen). Als Start und Motivation ist das völlig okay. Aber die Erfahrung zeigt: Meditation funktioniert am besten, wenn sie »zwecklos« durchgeführt wird. Einfach so, ohne konkretes Ziel.

Sicher haben Sie schon den Begriff der Achtsamkeit kennengelernt. Achtsamkeit bedeutet, wertfrei oder wertneutral wahrzunehmen, was ist. In besonders schönen Momenten fällt uns Achtsamkeit manchmal gewissermaßen in den Schoß. Sie schauen auf eine kunterbunte Wiese voll Sommerblumen. Oder Sie sitzen mit Ihren besten Freunden zusammen und fühlen sich wohl und geborgen. Und zack, auf einmal haben Sie dieses intensive Gefühl, den Moment ganz besonders genau und erfüllend wahrzunehmen. In einem Film würde hier vielleicht Musik einsetzen, die Bewegungen würden in Zeitlupe gezeigt, oder ein kitschiger Filter würde über das Bild gelegt werden.

Dieses genaue, umfassende Wahrnehmen der Gegenwart, ohne auch nur das kleinste bisschen verändern zu wollen – das ist Achtsamkeit.

Achtsamkeit richtet sich aber nicht gezielt auf schöne Momente. Und so richtig nützlich wird sie uns erst, wenn wir sie in den weniger schönen Momenten anwenden.

So können Sie zum Beispiel mithilfe von Achtsamkeit feststellen: Hey, ich bin gar nicht sauer auf meine Kinder, ich bin gestresst von meinem Chef (oder umgekehrt). Vor allem wird Achtsamkeit uns dabei helfen, im Rahmen der Meditationsübungen unsere Aufmerksamkeit immer wieder an den gewünschten Ort zurückzuholen. Denn die Aufmerksamkeit schweift gerne mal ab, aber das ist ganz normal und kein Grund, frustriert oder verärgert zu sein. Man bemerkt es einfach (mit Achtsamkeit, also aufmerksam und wertneutral) und macht dann weiter wie geplant.

Viele Wege führen ans Ziel

So viele unterschiedliche Meditationsvarianten es auch gibt, meist besteht Meditation daraus, still zu sitzen und die Konzentration auf eine Sache zu richten, wie beispielsweise auf den Atem. Wenn Sie nun anfangen zu meditieren, um weniger gestresst zu sein … und dann fällt Ihnen mittendrin auf, dass Sie gar nicht mehr auf Ihren Atem achten, sondern über diese blöde Geschichte gestern Nachmittag im Büro nachdenken … dann wird Sie diese Feststellung vielleicht auch noch ärgern! Weil Sie es nicht geschafft haben, Ihre Gedanken »abzuschalten«. Und damit nimmt Ihr Stress zu und nicht ab!

Das ist im Grunde der größte Fallstrick beim Meditieren: zu schnell ans Ziel kommen zu wollen. Natürlich können Sie gern anfangen, weil Sie ein bestimmtes Ziel erreichen wollen. Das wird auf die Dauer auch gelingen. Aber Sie machen es sich leichter, wenn Sie sich für den Anfang einen Rahmen stecken, innerhalb dessen Sie nicht ständig versuchen, Ihrem Ziel deutlich erkennbar jeden Tag ein bisschen näher zu kommen.

Einige Wochen lang jeden oder jeden zweiten Tag für ein paar Minuten zur Ruhe zu kommen kann ja kaum schaden. Insofern können Sie dieses »Investment« einfach mal riskieren und beschließen, die Bewertung erst am Schluss durchzuführen.

Denn Meditation ist mal schön und mal nicht, mal beruhigend und mal nicht, mal erfrischend und mal nicht. Sie versuchen ja auch nicht, am ersten Trainingstag gleich die Halbmarathondistanz zu laufen – und verschenken Ihre Turnschuhe, wenn das nicht klappt. Weil Meditation so einfach aussieht, haben viele Menschen das Gefühl, so schwer könne es wohl nicht sein, eine Weile still zu sitzen.

Seien Sie gnädig und freundlich mit sich!

Vielleicht haben Sie mal eine Fremdsprache gelernt, oder Sie haben als Erwachsene(r) an einem längeren Weiterbildungskurs teilgenommen. Dabei werden Sie sehr wahrscheinlich die Erfahrung gemacht haben:

- Wenn Sie überhaupt keine Lust haben und die ganze Sache grundsätzlich für unnützen Schwachsinn halten, lernen Sie auch nur recht wenig. Dasselbe gilt für die Meditation. Wenn Sie nur meditieren wollen, weil Sie meditieren *sollen*, dann lassen Sie's und verschenken Sie das Buch. Ehrlich. Sie kennen bestimmt jemanden, der sich darüber freut. Und wenn Sie irgendwann doch noch aus eigenem Interesse meditieren möchten, dann leihen Sie es sich aus.
- Wenn Sie unheimlich ehrgeizig sind und jeden Tag alles von gestern schon beherrschen wollen, dann machen Sie sich und die anderen wahnsinnig. Wer Vokabeln übt, ist an einem Tag besser, dann mal wieder schlechter, aber wenn Sie gutwillig weitermachen, bleibt auf die Dauer immer mehr hängen.

Faustregel: Sie brauchen eine Motivation. Sie müssen etwas erreichen wollen. Was versprechen oder erhoffen Sie sich davon, zu meditieren beziehungsweise Meditation zu erlernen?

Das ist Ihre Intention, Ihre Motivation! Erinnern Sie sich daran, wenn Sie mal keine Lust haben oder es schwierig wird!

Doch davon abgesehen legen Sie die Motivation gleich wieder zu den Akten und kümmern sich nicht weiter drum. Sie machen einfach Ihre Übungen (analog zu: Sie lernen einfach Ihre Vokabeln oder Ihre Lektion), der Rest findet sich von allein. Je entspannter Sie mit Erfolg oder Misserfolg in der einzelnen Meditationssitzung umgehen können, desto schneller werden Sie den Dreh rausbekommen.

Haben Sie mal zugesehen, wie Kinder Skateboard fahren oder Jojo-Tricks lernen? Völlig aus der Zeit herausgelöst, zugleich mit Ehrgeiz und ohne Angst vor dem Scheitern. Wenn Sie diese Haltung einnehmen können, haben Sie den ersten großen Schritt getan!

Funktioniert Meditation ohne Religion?

Meditation war ursprünglich eine religiöse Praxis. Menschen versenkten sich in tiefe Meditation, um der Erleuchtung oder der allumfassenden Erkenntnis näherzukommen. Dann hat man herausgefunden, dass die von Gläubigen durchgeführten Meditationsübungen positive Nebeneffekte haben, wie etwa eine bessere Gesundheit und eine robustere Psyche. Solche Wirkungen konnten inzwischen auch bei Nicht-Gläubigen nachgewiesen werden. Der Großteil der »Nebenwirkungen« ist also unabhängig vom religiösen Kontext. Meditation »funktioniert« auch ganz für sich allein.

Alle in diesem Buch vorgestellten Meditationen sind frei von religiösen Elementen. Sie müssen auch keiner Religion angehören oder an Gott glauben, um sie durchzuführen oder von ihnen zu profitieren. Es stört aber auch nicht, wenn das der Fall ist.

Einige Komponenten sind jedoch beim Herauslösen der Meditation aus dem religiösen Umfeld auf der Strecke geblieben.

1. Meditation war nur einer von mehreren aufeinander aufbauenden Schritten, um Erleuchtung beziehungsweise Erlösung zu erlangen.
2. Meditation ist keine unmittelbare Entspannungstechnik, sondern darauf gerichtet, sich selbst besser kennenzulernen und die Welt, in der wir leben, besser zu

verstehen – sie kann jedoch zur Entspannung beitragen.
3. Meditation ist wohlwollend und friedfertig.

Vor allem dieser letzte Punkt ist derzeit in gewisser Weise
problematisch. Denn auch Militär und Management haben die Meditation als Werkzeug zur Steigerung von Effektivität und Leistung erkannt. Soldaten, die regelmäßig
meditieren, können tatsächlich ihren Job besser machen,
weil sie länger konzentriert arbeiten können. Dasselbe gilt
für Manager und auch Mitarbeiter. Der Druck insbesondere auf Arbeitnehmer nimmt in der globalisierten Wirtschaft immer weiter zu. Diesem Druck standzuhalten und
weiterhin zu funktionieren, statt zusammenzubrechen und
zum Beispiel einen Burn-out zu erleiden, gelingt deutlich
besser, wenn man regelmäßig meditiert.

Es gibt auch viele andere Elemente, die helfen, ein
besserer Soldat oder Manager zu sein, zum Beispiel ausreichend Schlaf, gesunde Ernährung, Sport, tragfähige
Freundschaften.

Dennoch erscheint es als ein Paradox oder zumindest als
problematisch, wenn Meditation dazu dient, die globali-
sierte Wirtschaft weiter schnurren zu lassen oder effektiver
militärische Gegner auszuschalten.

Andererseits: Feuerwehrleute, Ärzte oder Polizisten
profitieren ebenfalls von regelmäßiger Meditation. Jeder,
der unter Druck steht, sei es beruflich oder privat, kann
durch Meditation erlernen, mit diesem Druck besser umzugehen. Letztlich kann man niemanden daran hindern,
seinen Körper und Geist gut in Schuss zu halten – egal,
was diejenige oder derjenige tut beziehungsweise was sie
oder ihn motiviert. Und ist es etwa eine »Perversion« des
Sports, wenn sich ein herzkalter Manager mit Sport fit

hält? Ist es eine »Fehlnutzung« von Freundschaft, wenn Armee-Befehlshaber gute Freunde haben? Sicher nicht!

Ich möchte sogar darauf hinweisen, dass zumindest aus meiner Sicht ein offenes, gutwilliges Interesse an Meditation bereits einschließt, mit sich selbst und der Welt wohlwollend und friedfertig umgehen zu wollen. Vor allem behaupte ich keineswegs, alle Manager oder Soldaten wären überflüssig oder böse. Ich hoffe jedoch, dass Sie, wenn Sie dieses Buch zu Ende gelesen haben, Meditation nicht (nur) als ein Mittel zur Energiegewinnung und Performance-Optimierung ansehen, sondern als eine Methode, systematisch die eigene Persönlichkeit, die eigenen Werte und die eigene Umwelt liebevoll und freundlich zu erforschen und zu betrachten.

Und falls Sie in Ihrem Alltag oder Arbeitsalltag Dinge tun, die moralisch fragwürdig sind, was ganz sicher nicht nur auf Manager und Soldaten zutrifft, so werden Sie sich hoffentlich damit auseinandersetzen, wie Sie dazu stehen – offen für das, was dabei herauskommt. Denn das weiß man im Leben einfach nicht vorab.

Jedenfalls ist Meditation, überspitzt formuliert, ein Teil des Bemühens, ein besserer Mensch zu werden. Dafür braucht man meiner Ansicht nach keinen religiösen Überbau. Aber wer ernsthaft meditiert, kommt auf die Dauer auch nicht um die Betrachtung entsprechender Lebensbereiche herum. Was für jede anständige Psychotherapie genauso gilt. Ich bin sogar überzeugt, dass es gut ist und die Welt besser macht, wenn jede und jeder von uns immer wieder versucht, ihre oder seine Sache so gut und anständig wie möglich zu machen.

Hierzulande praktizieren sehr viele Menschen Yoga. Sie wissen vielleicht, dass man Yoga wie Fußball oder Leichtathletik betreiben kann, also rein als Sport. Vielleicht mit dem Ziel, schlanker, straffer oder gelenkiger zu werden, oder um sich rundum besser zu fühlen – was sich natürlich auch durch andere sportliche Betätigung erreichen ließe.

Darüber hinaus hat Yoga aber auch positive Wirkungen auf die Psyche eines Menschen. So zeigen Untersuchungen an Traumapatienten, dass bestimmte Yoga-Praktiken ausgezeichnete Ergänzungen zur Traumatherapie darstellen, weil sie dem Körper ermöglichen, die Ruhe und den Frieden, die Traumapatienten so schwerfallen, zu erleben.

Yoga umfasst diese körperlichen und psychischen Aspekte, ist jedoch darüber hinaus von seiner Tradition her eine spirituelle Praxis. So gibt es beispielsweise Praktizierende, die Yoga im Sinne des Achtgliedrigen Pfades üben, den Patañjali im *Yoga-Sutra* beschrieben hat. Hier sind die Körperhaltungen des Yoga, die *Asanas*, nur eines der acht Glieder des Yoga-Weges, dessen letztes Ziel die völlige geistige Ruhe, *Samadhi*, ist.

Genau wie Yoga als Kalorienverbrennstunde unter Wert genutzt wird, bleibt auch Meditation hinter ihren Möglichkeiten zurück, wenn Sie nur sitzen, um sich in Ihrem ansonsten unveränderten Leben härter rannehmen zu können.

Manchen Menschen erscheint es schwierig oder schmerzhaft, sich und ihr Leben genauer zu betrachten. Andere finden es sehr spannend und verlockend. Wie gesagt: Sie müssen das nicht tun, um die körperlichen Vorteile der Meditation für sich zu nutzen. Ich schlage Ihnen jedoch vor, offen für Erlebnisse und Wahrnehmungen in dieser Richtung zu bleiben.

Kann Meditation auch unangenehme Folgen haben?

Meditation macht manchen Menschen Angst, sie fragen sich: Wie soll ich anfangen, was wird mit mir passieren? Möglicherweise haben Sie mal eine Hypnose-Show gesehen, in der Freiwillige aus dem Zuschauerraum zum Narren gemacht wurden. Obwohl therapeutische Hypnotiseure Stein und Bein schwören, dass bei der Hypno-Therapie niemandem etwas aufgezwungen wird, haben die meisten von uns doch Hypnose-Bilder im Kopf, die das Gegenteil suggerieren. Und das möchte natürlich keiner.

Bei der Meditation liegt die Sache insofern anders, als ja nur Sie selbst daran beteiligt sind. Wie tief Sie sich auf Meditation einlassen und was Sie mit den Erkenntnissen oder Erlebnissen anfangen, zu denen Sie gelangen, ist allein Ihre Entscheidung.

Manche Menschen berichten, dass sie beim Meditieren in eine Art Trance fallen und weite Fantasielandschaften durchschreiten. Andere nehmen »nur« ihre gegenwärtige Umgebung und ihren Körper genauer wahr. Dem einen fällt es leichter, zu meditieren, für andere ist es immer wieder schwierig und anstrengend.

»Wie ist es, zu meditieren?«, werde ich manchmal gefragt. Versuchen Sie mal zu beschreiben, wie ein Apfel schmeckt!

Sie sollten es selbst ausprobieren. Ihnen kann nichts passieren. Setzen Sie sich in Ihrem Wohnzimmer auf einen Stuhl, schließen die Augen und konzentrieren sich auf Ihren Atem. Danach fühlen Sie sich, mit etwas Glück, ruhiger als vorher. Möglicherweise werden Sie auf Dauer mit sich und anderen Menschen freundlicher umgehen. Vielleicht verbessert sich auch Ihre Gesundheit, oder Sie schauen Ihrem Unterbewusstsein ein wenig in die Karten. Es gibt einige Meditationsformen, mit denen wir versuchen, unsere inneren Kritiker milder zu stimmen.

Es kann auch sein, dass Sie wenig oder nichts davon erleben. Sie sitzen dann einfach auf Ihrem Stuhl oder Ihrem Meditationskissen, konzentrieren sich zum Beispiel auf Ihren Atem, und das war's. Hinterher fühlen Sie sich wie vorher, und möglicherweise nervt die ganze Sache Sie so sehr, dass Sie es ein paarmal versuchen und dann aufhören.

Auch okay. Sie haben jederzeit die Wahl.

Auf jeden Fall: Es kann Ihnen nichts passieren. Vielleicht wird Ihnen langweilig, oder Sie erinnern sich an eine unangenehme Situation … Dann lassen Sie diese ziehen und konzentrieren sich wieder auf Ihren Atem oder führen die gewählte Übung weiter. Mehr nicht. Möglicherweise kommt jemand ins Zimmer, oder der Paketbote klingelt, während Sie meditieren. Im besten Fall bemerken Sie es und lassen das Klingeln davonziehen, obwohl Sie Ihr Paket dann vielleicht bei der Post abholen müssen. Alles hat seinen Preis, auch eine erfolgreiche Meditationssitzung.

Wie Sie es drehen und wenden: Ihnen kann beim Meditieren nichts »passieren«, ganz einfach, weil nichts »passiert«. Die Angst, etwas Besorgniserregendes könnte geschehen, ist meist nur die maskierte Befürchtung, es könnte ganz schön schwierig werden, 10 oder 20 Minuten mit sich allein zu sein. Und das ist es! Aber genauso ist Radfahren am Anfang schwierig.

Also: Keine Angst, einfach probieren!

Zwei Ausnahmen gibt es von der gerade eben aufgestellten Es-kann-nichts-passieren-Faustregel: Personen mit Schizophrenie sowie Personen, die vor Kurzem ein schweres

Trauma erlitten haben, wird von Achtsamkeitsmeditationen abgeraten. Für sie sind andere Meditationsformen, wie eine Gehmeditation, besser geeignet.

Der Grund: Schizophrenie-Patienten würden sich durch Achtsamkeit erst recht ihrer Gedanken bewusst werden, die jedoch nicht realitätsbasiert sind. Insofern kann die Achtsamkeitsmeditation ihre Symptome verstärken. Ähnlich ist es bei Personen, die vor Kurzem ein schweres Trauma erlitten haben. Zum Schutz spaltet unsere Psyche manche Erfahrungen ab und verarbeitet sie Stück für Stück. Achtsamkeitsmeditationen können dazu führen, dass »das Tor zum Unterbewusstsein« sich öffnet und Erinnerungen herausfluten, die in dieser Intensität nicht verarbeitet werden können.

Wichtig: Generell ist Meditation, bei aller Beschäftigung mit dem Selbst und der Persönlichkeit, kein Ersatz für eine kompetente Therapie. In Absprache mit einem erfahrenen Therapeuten können Meditationen die Behandlung allerdings deutlich fördern.

Wenn Sie an einer psychischen Erkrankung leiden, dann behandeln Sie diese bitte nicht eigenmächtig und allein, egal, ob mit Meditation oder anders. Bitte nehmen Sie qualifizierte Hilfe in Anspruch! Auf diese haben Sie ein Anrecht, und aus Sicht der Meditation sind Sie sogar dazu verpflichtet, gut mit sich umzugehen und diese notwendige und kompetente Unterstützung zu nutzen.

Sofern Sie kürzlich Opfer eines schweren Traumas geworden sind, benötigen Sie ebenfalls therapeutische Hilfe. Bitte nehmen Sie diese in Anspruch! Sie haben ein Recht darauf, und Sie haben auch die Pflicht, gut mit sich umzugehen und die Unterstützung anzunehmen.

Schwere Traumata sind zum Beispiel eine Vergewaltigung, ein Überfall oder ein schwerer Unfall. Der Verlust des Arbeitsplatzes, ein Handtaschendiebstahl oder eine Trennung können darunter fallen, dies muss aber nicht der Fall sein. Ein Blechschaden oder eine nicht bestandene Prüfung gehören eher nicht dazu.

Im Zweifel fragen Sie bitte Ihren Hausarzt oder auch einen guten Freund oder eine gute Freundin. Es kann sogar ausreichend sein, sich zu überlegen, was ein guter Freund oder eine gute Freundin Ihnen raten würde.

Meditation ersetzt keine ärztliche und/oder psychotherapeutische Behandlung! Sie kann diese nur ergänzen.

Wenn Sie eine ärztliche oder psychotherapeutische Behandlung benötigen, lassen Sie diese bitte durchführen und besprechen Sie Ihr Interesse an der Meditation mit dem Arzt oder Therapeuten.

Lesen Sie dieses Buch, um sich mit Blick auf jemand anders über Meditation zu informieren, so behalten Sie bitte im Auge, dass der Versuch, ernsthafte Krankheiten mithilfe von Meditation zu kurieren, auch ein Ausweichen und Verdrängen darstellen kann. Dies ist gefährlich, und Sie sollten es keinesfalls unterstützen!

Meditation heilt weder Krebs noch Depressionen! Meditation hat viele Vorteile und heilsame Wirkungen. Diese treten aber vor allem langfristig ein und bedürfen einer zumindest einigermaßen gesicherten körperlichen und seelischen Basis.

Zum Beispiel kann Meditation gegen Tinnitus (Pfeifen im Ohr) helfen. Ist der Tinnitus aber gerade erst aufgetreten, sollten Sie unbedingt sofort zum Arzt gehen! Er kann Ihnen vielleicht direkt helfen. Das muss Sie ja nicht daran hindern, hinterher mit der Meditation anzufangen, um nicht noch mal einen Tinnitus zu bekommen.

Ist Meditation eine Entspannungstechnik?

Meditation wird meist im Sitzen durchgeführt. Wenn Sie nicht lange genug schmerzfrei sitzen können, wählen Sie eine Alternative: stehen, gehen, liegen bieten sich als Möglichkeiten an.

Im Liegen zu meditieren ist auch für alle anderen verlockend und scheint auf den ersten Blick mit der von vielen Menschen erhofften Entspannung zu harmonieren. Schließlich kann man im Liegen viel besser entspannen als im Sitzen.

Der Haken: Obwohl sie oft so bezeichnet wird, ist Meditation gar keine echte Entspannungstechnik. Manchmal fühlt man sich hinterher entspannter, manchmal nicht. Jedenfalls ist Entspannung nicht das primäre Ziel der Meditation.

Die von dem Molekularbiologen Jon Kabat-Zinn entwickelte Methode der *Achtsamkeitsbasierten Stressreduktion* (*Mindfulness-Based Stress Reduction*, abgekürzt: MBSR) hat einen wichtigen Beitrag dazu geleistet, Meditation in den USA und in Westeuropa zugänglich und populär zu machen. An acht Wochenenden, manchmal auch an acht Abenden oder auch in einem einwöchigen Kompaktseminar, lernt man standardisierte Übungen, um besser mit Stress umgehen zu können. Dafür ist die Ursache des Stresses egal: Job, Privatleben, Schule, regelmäßig oder unregelmäßig – MBSR hilft.

Auf dieses Unterrichtsformat haben mehrere weitere populäre Verfahren aufgesetzt, insbesondere *Mindfulness-Based Cognitive Therapy* (MBCT; auf Deutsch: Achtsamkeitsbasierte Kognitive Therapie) und *Mindful Self-Compassion* (MSC; auf Deutsch: Achtsames Selbstmitgefühl).

- MBSR nutzt Achtsamkeit, um besser mit Stress klarzukommen.
- MBCT nutzt Achtsamkeit, um das eigene Verhalten in schwierigen Situationen zu verändern.
- MSC regt dazu an, mit sich selbst freundlicher umzugehen.

Alle drei Verfahren enthalten Übungen, die zur körperlichen und/oder geistigen Entspannung beitragen, und alle drei Verfahren helfen uns, in schwierigen Momenten entspannt(er) zu bleiben.

Doch nicht einmal diese Meditationsvarianten sind richtige Entspannungstechniken.

Sie können, wie auch andere Meditationsformen, zum Beispiel dazu beitragen, dass Sie sich entspannter fühlen, dass Sie schneller einschlafen und besser durchschlafen, dass Sie nicht so viel grübeln. All das, was landläufig unter »Ich möchte mich entspannen« fällt. Denn wenn wir beim Meditieren eine körperliche oder geistige Anspannung bemerken, haben wird dadurch die Möglichkeit, diese loszulassen. Zugleich steigt mit der Zeit unsere sogenannte *Resilienz,* die Widerstandskraft gegen Stress, sodass wir nicht mehr so angespannt reagieren.

Meditation kann dennoch nicht zuverlässig dafür sorgen, dass Sie sich unmittelbar *jetzt sofort* entspannen. Dafür sind andere Techniken wie die Progressive Muskelentspannung nach Jacobsen oder das autogene Training viel besser geeignet.

Es spricht nichts dagegen, (auch) diese zu erlernen und je nach Bedarf zu nutzen.

Meditation ist eher ein langfristiges Antistressmittel. Wenn Sie lernen, in einer unproblematischen Situation zur Ruhe zu kommen und Ihre Mitte zu finden, dann können Sie das auf die Dauer auch immer besser in schwierigeren Momenten. Und es etabliert sich sogar ein gewisser Automatismus darin. Bis es sogar in richtig schwierigen Momenten möglich wird.

Anders gesagt: Wer sich immer besser kennt, kann sich immer besser treu bleiben. Statt dass man sich hinterher wieder mal fragt: Was hat mich da denn geritten?!

Viele Menschen bekommen Meditation empfohlen oder möchten damit anfangen, um etwas gegen den Stress zu tun. Wie gesagt, das gelingt auch auf die Dauer.

Ich möchte bloß, dass Sie nicht enttäuscht sind, wenn Sie nach einer einzelnen Meditation nicht unbedingt weniger gestresst sind als vorher. Meditation ist keine direkte Entspannungstechnik. Meditation kann man sinnvoll vergleichen mit Sport (Gehirntraining) oder Therapie (Persönlichkeitsanalyse) – beide leisten einen wichtigen Beitrag zum Umgang mit Stress und damit auch zur Entspannung, aber nicht unmittelbar während des Sports oder der Therapie beziehungsweise direkt danach. Sondern eben nur indirekt.

Wer versucht, zu meditieren, um sich gerade jetzt zu entspannen, verletzt damit automatisch die erste Regel der Achtsamkeit: Wertfrei wahrzunehmen, was ist, und eben gerade nicht gleich verändern zu wollen, was ist.

Insofern ist die Meditation eine durchaus aktive Tätigkeit. Sie findet zwar weitgehend unsichtbar im Kopf statt. Aber sie unterscheidet sich ganz erheblich von einer tiefen Entspannung.

Eine gewisse Grundentspannung ist nämlich notwendig, um zu meditieren, und sie wird auch geübt. Danach aber soll die Aufmerksamkeit so gut wie möglich gebündelt werden. Entweder, damit uns eben nicht alle paar

Sekunden irgendwelche Gedanken aus dem Augenblick wieder heraustragen. Oder weil wir uns mit einem bestimmten Thema auseinandersetzen wollen.

Meditation als aktives Loslassen

Wir wollen beim Meditieren jedoch gerade nicht »abschalten«, was besonders im Liegen schnell passiert. Und daher wird empfohlen, im Sitzen zu meditieren. In einer zu gleichen Teilen aufrechten/aufmerksamen und angenehmen/entspannten Haltung. Wie im Yoga versuchen wir auch in der Meditation, die benötigten Muskeln genau so viel zum Einsatz zu bringen, wie es für die Haltung erforderlich ist, und die unnütz angespannten Stellen zu finden und locker zu lassen. Das klingt logisch und nicht sonderlich anspruchsvoll. Doch dann merkt man auf einmal nach 20 Minuten stillem Sitzen, dass die linke Schulter die ganze Zeit knapp unter dem Ohr klemmt, was gar nicht nötig ist. Warum tut sie das? Oder auf einmal spürt man diesen Knoten tief unter dem Schulterblatt, der sich einfach nicht auflösen will. Was nun? Man nimmt ihn zur Kenntnis und beobachtet ihn eine Weile, kann ihn vielleicht doch ansatzweise weiten. Und lässt den Frust darüber, dass der verdammte eigene Körper einfach nicht macht, was er soll, und dass sich die Anspannung des Lebens an so einer unzugänglichen Stelle sammelt, so ruhig und gelassen wie möglich davonziehen.

So werden der eigene Körper und der eigene Geist zum steten Quell neuer Erfahrungen, auch nach Jahren und Jahrzehnten. Das glauben viele Menschen nicht beziehungsweise können es sich nicht vorstellen, was auch völlig okay ist, denn entweder geschieht es bei ihnen so oder nicht. Im Vorhinein können wir es nicht wissen, und das ist auch gar nicht wichtig.

Vielleicht beschreibt dieses Bild mit am besten, warum und wie Meditation dazu beitragen kann, unser Befinden in vielen Bereichen zu verbessern. Denn wir können dabei nicht nur üben, die Muskeln locker zu lassen, die wir gerade nicht benötigen. Wir können auch üben, Macken und Angewohnheiten zu bemerken und dann zu unterlassen, die wir in einer bestimmten Situation nicht brauchen oder die sogar stören. Auf diese Weise werden wir also ein bisschen weniger im Hinblick darauf, wie wir uns ganz automatisch andauernd verhalten (warum auch immer), und ein bisschen mehr, wie wir innendrin ohnehin schon sind.

Diejenigen unter Ihnen, die sich besonders dringend Entspannung wünschen – eine Auszeit vom Stress, vom Gedankenkarussell, von Angst und Sorge –, möchten vielleicht aus lauter Erschöpfung und Überforderung am liebsten im Liegen meditieren. Denn überhaupt mit dem Meditieren anzufangen ist schon ein weiterer Punkt auf der täglichen To-do-Liste. Und nun auch noch im Sitzen?

Die bequeme Alternative: Sie legen sich hin, schließen die Augen und hören einer Meditations-CD zu. So können Sie unter dem Mäntelchen der Selbstfürsorge abschalten, aussteigen, auschecken.

Doch Meditation soll uns näher an das Leben heranbringen, nicht weiter weg. Deshalb hat sich in der Praxis bewährt, in einer Haltung zu meditieren, welche die Aufmerksamkeit erhöht und verkörpert. Wenn Sie wirklich hundemüde oder unglaublich erschöpft sind, meditieren Sie lieber nur kurz, ein paar Atemzüge oder wenige Minuten lang, und legen sich dann hin oder nehmen ein Bad. Und beim nächsten Mal gehen Sie mit einer anderen Erwartung an die Sache heran und wählen einen für Sie günstigeren Zeitpunkt. Zu liegen ist nur dann eine gute Position, wenn Sie trotzdem Ihre Aufmerksamkeit auf den Vorgang des Meditierens richten können, und sich nicht nur berieseln lassen.

Und wenn Sie einfach versuchen, Ihre Zeit »abzusitzen«, obwohl Sie eigentlich lieber etwas anderes machen möchten, verpassen Sie das Beste. Sie wehren sich dann innerlich gegen die Ruhe, nach der Sie formal streben. Die Ruhe, die sich durch Meditieren einstellt, ist nicht die erschöpfte Stille vor dem Einschlafen – sondern eine ruhige Zufriedenheit mit dem Moment, mit dem eigenen Leben, zumindest in dem Augenblick. Wer aber glaubt, das gar nicht verdient zu haben oder dafür keine Zeit haben zu dürfen, vermeidet diesen Zustand vielleicht unbewusst.

Warum Freude am Meditieren hilft

Neulich schaute meine Tochter zum Autofenster hinaus und bemerkte nachdenklich: »Man sieht es den Leuten echt an, wenn sie nicht gerne joggen.« Bestimmt ist Ihnen auch schon mal jemand entgegengekeucht, der oder die aussah, als würde er oder sie alles andere lieber machen, als jetzt hier zu laufen. Das Elend, die Bitterkeit und Unzufriedenheit stehen diesen Menschen ins Gesicht geschrieben.

Ich weiß nicht, ob es gesund für den Körper ist, auf diese Weise Sport zu treiben. Doch ich wage zu behaupten: Für die Seele bringt das nichts. Und ich bin der Ansicht, dass es doch bestimmt eine andere Art der Bewegung geben muss, die der- oder demjenigen mehr Freude bereiten würde.

Der positive Effekt der Meditation stellt sich nicht ein

durch verbissenes Abarbeiten des Tagesordnungspunktes »Meditation«. In akuten Notsituationen sind andere Hilfsmittel besser geeignet. Sie buchen ja auch keinen Sprachkurs, wenn Sie spätabends ohne Navi nach dem Weg fragen möchten. Vielmehr versuchen Sie in einem derartigen Moment, das Problem mit den Mitteln zu lösen, die Ihnen bereits zur Verfügung stehen.

Erst wenn wieder Ruhe eingekehrt ist, überlegen Sie vielleicht, welche Fähigkeiten Sie erlernen sollten, um beim nächsten Mal in einer ähnlichen Situation besser reagieren zu können. In internationalen Meditationskreisen heißt »besser« übrigens »skillful«, was man auf Deutsch mit »geschickt« oder »gekonnt« übersetzt. Gemeint ist eine Mischung aus handwerklicher und gedanklicher Fähigkeit, die dabei hilft, etwas »auf die bestmögliche Weise« zu erledigen. Dabei kann es sich um ein Gespräch, eine Überlegung, einen Streit, einen Weg, eine Aufgabe oder etwas beliebig anderes handeln.

Letztlich erinnert mich der Gedanke sehr an das von dem Psychologie-Professor Mihály Csíkszentmihályi erforschte und bekannt gemachte *Flow*-Gefühl. Es stellt sich ein und bereitet uns Wohlgefühle, wenn wir *gefordert*, aber nicht *über*fordert sind. Man versucht, eine beliebige Sache so gut es geht zu erledigen, und auf einmal treten Zeit und Raum in den Hintergrund, und man nimmt im Idealfall nur noch so etwas wie das eigene Sein wahr. Das passiert vielen Menschen bei ihren Hobbys, Sport, Kunst, Musik, Tanz, aber Flow ist auch beim Arbeiten möglich.

Ähnlich funktioniert auch das *Runner's High* der Langstreckenläufer. Irgendwann an der Grenze von Belastung und Herausforderung fühlt sich das Laufen angeblich auf einmal ganz toll an, und die Welt ist wunderschön. Sagt man.

Doch genau wie Laufen auch ohne High eine tolle Sache sein kann und gesundheitliche Vorteile mit sich bringt, muss beim Meditieren ebenfalls nichts »passieren«, damit Sie davon profitieren. Sie müssen keine bewusstseinsverändernden Momente erleben, nicht in Trance fallen oder von außen auf Ihren Körper schauen.

Das Einzige, was Sie tun müssen, um sich durch Meditation besser zu fühlen, ist regelmäßig zu meditieren. Und das geht erfahrungsgemäß viel leichter, wenn es keine Last ist, sondern zumindest okay. Eine Lust wäre natürlich noch praktischer, siehe Flow und Runner's High, aber man kann nicht immer alles haben.

Konkret folgt daraus, dass Sie ein wenig experimentieren sollten, bis Sie eine gute Form, Körperhaltung und Zeit gefunden haben. Je angenehmer (oder je weniger unangenehm herausfordernd) Sie Meditation finden, desto eher werden Sie sie durchführen.

Es geht darum, Geschmack an der Meditation zu finden und Sie in das Leben zu integrieren wie Zähneputzen. Das finden Sie vielleicht nicht jeden Tag supertoll. Aber vermutlich ärgern Sie sich auch nicht andauernd darüber, dass Sie Ihre Zähne putzen.

Wundermittel Meditation?

Wie ist es eigentlich möglich, dass Meditation gegen so viele Dinge hilft?

Das liegt vor allem daran, dass es gar nicht stimmt. Es gibt sehr viele Formen der Meditation, so wie es viele unterschiedliche Sportarten und Nahrungsmittel gibt. Hilft Sport – oder, um es noch weiter zu fassen: Bewegung – gegen alle möglichen gesundheitliche Probleme? Klar! Aber nicht jeder Sport beziehungsweise jede Form der Bewegung hilft bei jedem Problem. Joggen lindert keine Knieprobleme, und Tischtennis nützt nichts gegen Karpaltunnelsyndrom. Weniger Fast Food und Fett hilft gegen Übergewicht, aber nicht unbedingt gegen Magersucht.

»Meditationsprofis« finden sich auch heute noch vor allem in Klöstern. Ihr Fundus ist nicht breit, sondern tief. Das heißt, im Kloster werden nicht fünf unterschiedliche Meditationsformen vor dem Mittagessen durchexerziert, sondern im Regelfall nur eine oder zwei Varianten genutzt, tagein, tagaus. Wer sich auf diese Weise länger mit sich und der Welt auseinandersetzt, kommt auf die Dauer nicht an einigen Grundthemen vorbei: Wer bin ich, wie will ich sein, in welchem Verhältnis stehe ich zu anderen, wie ist die Welt beschaffen, wie kann ich sie besser und nicht schlechter machen?

Das passiert irgendwann, egal, ob man mithilfe des Atems, eines Mantras, beim Chanten oder auf der Suche nach Erkenntnis meditiert. Man muss es nur lange genug tun.

Vielleicht ist das am besten vergleichbar mit einem Leistungssportler. Wer Fußball auf WM-Niveau spielt, wird Sie und mich sehr wahrscheinlich auch im 100-Meter-Lauf schlagen (aber einen Olympia-Leichtathleten eben nicht). Ein italienischer Sterne-Koch kriegt vermutlich auch einigermaßen essbare Rouladen hin, jedenfalls mit einem guten Rezept.

In diesem Buch streben wir jedoch diesen Grad der meditativen Meisterschaft nicht an. Wir betreiben Rosinenpickerei. Denn obwohl das »große Meditationspaket« (mehrere Stunden am Tag, lebenslang) alles abdeckt von Stressprävention über Bluthochdruck bis zu Ängsten und Herzkrankheiten sowie erhöhter Konzentrationsfähigkeit, ergibt sich das eben nur als ursprünglich unbeabsichtigter Bonuseffekt. Doch genau auf den haben wir es abgesehen!

Je nachdem, was Sie motiviert beziehungsweise welches Ziel oder welche Sorge Sie haben, sollten Sie also die entsprechende Meditation wählen. Denn Meditation ist nicht gleich Meditation. Die ersten Schritte sind fast immer gleich. Der Einstieg über Achtsamkeit und das aufmerksame Achten auf den eigenen Atem haben sich gut bewährt. Dann aber kann man verschiedene Wege gehen – diese werden Sie im dritten und vierten Kapitel kennenlernen.

Welche davon Sie letztlich wählen, ist in gewisser Weise Feinschliff. Auch hier hilft der Vergleich mit Sport oder Ernährung. Es ist besser, Sie betreiben mit ein paar Freunden oder Freundinnen einen Sport, den Sie nicht ganz so toll finden, als den perfekten Sport wegen zu großen Aufwands oder zu hoher Anforderungen nicht zu machen. Und regelmäßig einfache Gerichte selbst zu kochen ist besser für die Gesundheit, als jeden Tag drei Stunden auf Rezeptauswahl, Einkauf und Kochen zu verwenden, nur um das Projekt nach einer Woche aufzugeben und zornig auf sich selbst die Mikrowelle anzuwerfen.

Übertragen heißt das: Machbarkeit trumpft Perfektion! Wenn das Yoga-Studio bei Ihnen um die Ecke nicht ganz die passende Meditation anbietet, aber Sie gern hingehen – dann tun Sie das! Wenn Ihnen die Stimme des Meditationslehrers mit der optimalen Vorgehensweise für Ihr Ziel auf der CD so richtig auf die Nerven geht, dann wählen Sie die zweitbeste Lösung, statt sich mit der Top-Position zu quälen.

Je mehr Freude Sie am Meditieren haben, je besser Ihnen Form und Umstände gefallen, desto eher werden

Sie dabeibleiben, und desto leichter können Sie sich voll und ganz darauf einlassen.

Erst wenn diese Bedingungen erfüllt sind, kann es sinnvoll sein, auf die Details zu achten. Wo will ich hin, und was bringt mich näher an dieses Ziel?

Um verschiedene Meditationsformen auszuprobieren, damit Sie herausfinden können, welche Ihnen am besten gefällt und hilft, müssen Sie überhaupt erst einmal wissen, dass es unterschiedliche Vorgehensweisen mit unterschiedlichem Ergebnis gibt. Dem einen fällt es schwer, still zu sitzen – dann kann eine Gehmeditation ein guter Einstieg sein. Die andere genießt die Stille – dann ist es besser, eine Phase der aufmerksamen Ruhe anzustreben, als die ganze Zeit Atemzüge zu zählen oder im Geiste gute Wünsche zu kultivieren.

Genaueres darüber, welche Meditationsformen welche Heileffekte haben, finden Sie im dritten und vierten Kapitel. An dieser Stelle war mein Ziel erst einmal nur, Sie darüber zu informieren, dass es unterschiedliche Meditationsarten gibt. Und dass der Unterschied eben nicht nur darin besteht, dass die eine Ihnen vielleicht angenehmer ist oder leichterfällt, sondern dass sie verschiedene Effekte haben.

Wie lange bis zur Meisterschaft?

Ich selbst habe lange gebraucht, um mit dem Meditieren warm zu werden. Das lag vor allem daran, dass ich am Anfang dachte: Meditation ist »Stillsitzen mit Augen zu«, das kann ja nicht so schwer sein.

Aber es ist manchmal sehr schwer. Meditation sieht nur einfach aus.

Lange habe ich mich daran abgearbeitet, dass ich nicht mal drei Minuten mit geschlossenen Augen dasitzen konnte, ohne dabei unruhig zu werden und richtig schlechte Laune zu bekommen.

Um Ihnen diesen Umweg zu ersparen, empfehle ich, wenigstens eine der Anleitungen im vierten Kapitel zu lesen. Dann wird hoffentlich deutlich, dass man eben nicht *einfach nur dasitzen* soll. Vielmehr besteht die Kunst darin, unserem umtriebigen Gehirn etwas zu tun zu geben. Zumindest so lange, bis es sich beruhigt hat. Bei manchen Menschen und an manchen Tagen geht das schnell, bei anderen Personen und an anderen Tagen ist es nahezu unmöglich. Meditation besteht in dem Bemühen, dies immer wieder zu versuchen. Mal mit mehr, mal mit weniger Erfolg. Aber *das* ist die Beschäftigung, mit der wir versuchen, unseren Geist zu bändigen. Man gewöhnt sich daran und wird mit der Zeit besser, mittlerweile erscheinen mir selbst an einem »schlechten Tag« 20 Minuten nicht so lang wie anfangs drei.

Es hilft, die Übungen mit möglichst großem Engagement durchzuführen und sich zugleich vollkommen vom Ergebnis der Übung freizusprechen. Das scheint paradox, aber ich sehe das eben beschriebene Vorgehen eher als Gleichzeitigkeit verschiedener Handlungsebenen. Einerseits geben wir unser Bestes, und andererseits machen wir uns möglichst nicht vom Ziel unseres Handelns abhängig.

Das bedeutet auch: Wir haben die (volle oder zumindest weitgehende) Kontrolle darüber, was wir tun und wie wir uns verhalten. Wir haben jedoch keine (oder nur sehr geringe) Kontrolle darüber, was am Ende herauskommt.

Sie können *versuchen*, Erfolg zu haben. Es ist aber unmöglich, *sicherzustellen*, dass Sie Erfolg haben werden.

Wir können so gut wie möglich für eine Klausur lernen,

eine Präsentation vorbereiten, ein Projekt planen. Wir können also sehr wohl unseren Beitrag dazu leisten, die eigenen Erfolgschancen zu erhöhen – im Leben wie in jeder einzelnen Meditationssitzung! Doch danach müssen wir loslassen, ob wir wollen oder nicht. Und es geschieht, was immer geschieht.

Das bedeutet am Ende auch zu erlernen, sich selbst und alle anderen nicht mehr am Ergebnis zu bemessen, sondern am Bemühen.

Beim Meditieren sollen wir versuchen, so locker und so konzentriert wie möglich *zugleich* zu sein. Da die Meditation letztlich eine Übung für den Alltag ist, sollten wir auch im Leben so offen und entspannt, aber auch so fokussiert und aufmerksam wie möglich *zugleich* sein. Tatsächlich widersprechen sich diese Eigenschaften gar nicht, obwohl sie sich im Alltag durchaus in die Quere kommen.

Die Erhöhung der Leistungsfähigkeit und Konzentration durch regelmäßiges Meditieren lässt sich einerseits zurückführen auf das schlichte Üben der Konzentration beim Meditieren. Wann immer wir bemerken, dass unser Geist abschweift, führen wir ihn freundlich und bestimmt zugleich zurück zum gewünschten Objekt oder Thema. Diese Fähigkeit nutzen wir dann ganz automatisch im Alltag, um nicht ständig jeder Ablenkung nachzugeben.

Es hilft aber auch, sich vom Druck frei zu machen, ein Ziel erreichen zu müssen. Wir tun, was uns möglich ist. Das ja. Wir geben unser Bestes, und daher dürfen wir mit uns zufrieden sein. Diese recht kleine, aber doch entscheidende Verschiebung der Prioritäten sorgt dafür, dass wir weniger Frust und Verbissenheit empfinden und nicht mehr so hart mit uns umgehen müssen.

Diese wichtige Lektion spiegelt sich auch in manchen Überlieferungen oder Gleichnissen. So wird zum Beispiel die Geschichte eines jungen Mannes berichtet, der als Klosterschüler seinen Meister fragt: »Wie lange dauert es, bis ich erleuchtet bin?« Der antwortet freundlich und mit ruhiger Stimme: »Zehn Jahre.« »Meister, und wenn ich jeden Tag noch mehr meditiere und mich anstrenge, so sehr ich es vermag, wenn ich gar nichts anderes mehr tue, wie lange dauert es dann?« Mit einem Lächeln antwortet der Meister: »Dann, mein Lieber, dann dauert es zwanzig Jahre.«

Ähnlich ist der Rat zu verstehen, wie lange jemand meditieren sollte. »Jeden Tag eine halbe Stunde«, heißt es angeblich, »außer du hast keine Zeit, dann solltest du eine Stunde meditieren.«

Ich weiß noch, dass ich anfangs über solche humoristischen Gleichnisse den Kopf geschüttelt habe. Aber es stellte sich heraus, dass an ihnen viel dran ist. Wenn ich mich zack, zack zum Meditieren hinsetze mit dem dringenden Wunsch, mich jetzt mal bitte zu entspannen oder meine Konzentration für eine wichtige Aufgabe noch mal in die Höhe zu treiben, dann hopst mein Geist umher wie ein junger Affe, turnt durch die Wipfel des Regenwaldes, lässt sich kaum bändigen, und manchmal dauert es sogar eine geraume Weile, bis er sich überhaupt wieder zeigt. An anderen Tagen, an denen ich mir vom Meditieren nicht viel erhoffe, weil es mir ohnehin schon gut geht, komme ich in wenigen Minuten zur Ruhe und verliere mich im weiten Feld des Seins.

Weniger Wollen bringt mehr Nutzen

Je weniger ich darauf aus bin, dass die Meditation mir sofort nützt, desto leichter ist ein Nutzen zu erreichen. Damit muss man einfach leben und umzugehen lernen.

Sitzt man dieses Problem einfach aus (haha, kleiner Meditationsscherz), dann schleicht sich aber einerseits doch immer mehr Ruhe und Gelassenheit vom Meditationskissen auf den Bürostuhl oder in den Alltag, und andererseits gelingt es eben doch immer leichter, sich gerade in schwierigen Momenten zur Ruhe zu bitten und die Zeit der Meditation zu nutzen.

Beim Meditieren »kein Ziel« zu haben, hat also Bedeutung für zwei Bereiche.

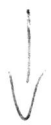

1. Sie werden mehr Freude und Erfolg beim Meditieren erleben, wenn Sie sich davon freisprechen, *dieses Mal* (oder: jedes Mal) ein tolles, außerkörperliches Erlebnis haben zu wollen oder schnell »zwischen Tür und Angel« einen meditativen Erfolg einzustreichen.

2. Es ist unbefriedigend, zu meditieren, um ein gesundheitliches Ziel auf direktem Weg zu erreichen. Klavierspielen oder Spanischlernen sind auch gut fürs Gehirn, aber wer fängt damit schon an, *um* Alzheimer oder Demenz vorzubeugen? Das kann eine Teilmotivation sein, aber zu mehr reicht es nicht. Je mehr Freude – oder zumindest je weniger Ablehnung – Sie beim Meditieren empfinden, desto größer Ihre Chance darauf, als Nebenwirkung auch das gewünschte Ergebnis zu erreichen.

Das ist ein bisschen so, als wenn Sie auf ein Date gehen oder ein Bewerbungsgespräch führen. Hängt für Sie viel davon ab, sind Sie nervös und verkrampft und kommen nicht gut rüber. Kommen Sie mit einem interessanten Menschen zufällig auf einer Party ins Gespräch, oder lernen Sie einen möglichen neuen Arbeitgeber zwanglos am Rande einer Messe kennen, dann sind Ihre Erfolgschancen größer, eben gerade weil Sie auf den Erfolg nicht angewiesen sind.

Weltklassefußballer trainieren hart und erreichen ihr Können nicht allein durch Spielfreude, sondern sind auch motiviert durch Ehrgeiz, Siegeswillen, Geld, Anerkennung. Aber wer Fußball doof findet oder seine Leidenschaft fürs Kicken ganz aus den Augen verliert, hat von vornherein keine Chance, diese Spielklasse zu erreichen oder zu halten. Es ist ein Paradox und eine delikate Balance.

Männer und Meditation

Eines der häufigsten und hartnäckigsten Vorurteile besteht in der Annahme, Meditation mache »soft«. Damit wäre sie dann natürlich insbesondere unmännlich.

Die weltweite Meditationspraxis spricht dagegen. Soldaten, Topmanager bei Google, Ford, der Deutschen Bank und Goldman Sachs meditieren. Die würden sicher sofort damit aufhören, würden sie mit der Zeit weich und soft. Und erst recht würden ihre Arbeitgeber sie dann nicht für die Zeit freistellen und den Meditationslehrer bezahlen.

Das berühmteste Gegenbeispiel ist der verstorbene Apple-Gründer Steve Jobs, der Erfinder des iPhones. Er war bekannt für seine hohen Ansprüche im Job, seine Sturheit, seine cholerischen Anfälle. Und er hat meditiert.

Zugegeben: Das Klischee-Bild einer meditierenden Person ist ein versunken lächelnder, mittelloser Mönch oder ein langhaariger, halbnackter Hippie im Park. Menschen also, für die Weichheit ein erwünschter Wert ist oder die vielleicht gerade wegen dieser Eigenschaft zum Meditieren gekommen sind.

Was stimmt: *Skillful* im Sinne der Meditation ist nämlich nicht der geschickte Umgang mit Kunden und Kollegen, der einen selbst voranbringt, indem man die anderen manipuliert. Genutzt wie gedacht, sollte Meditation zu einem »geschickten«, das heißt bewussten und gekonnten besseren Miteinander führen.

Meditation wird, wenn Sie sich auf sie einlassen, mit der Zeit dazu führen, dass Sie die in Ihrem Leben zum Ausdruck gebrachten Werte bemerken und hinterfragen. Sie lernen sich selbst besser kennen und können so mehr die oder der werden, die oder der Sie sein möchten.

Das gilt ähnlich für jedes Coaching, jede Psychotherapie, auch schon für ein substanzielles Gespräch unter guten Freunden. Wer große Angst davor hat, die eigenen Werte und das eigene Tun zu hinterfragen, und sich lieber hinter Härte, sogenannter Männlichkeit und Entschlossenheit versteckt, hat vermutlich unbewusste oder unterbewusste Gründe dafür.

Ob Sie es als eine Bereicherung oder als eine Irritation ansehen, sich mit diesen Ebenen des Ichs auseinanderzusetzen, ist eine sehr persönliche Frage, die jedoch ganz unabhängig ist von der Meditation. Wenn Sie unbedingt genau so bleiben wollen, wie Sie sind, sollten Sie jedoch nicht nur die Meditation, sondern ganz generell jede Form der Reflexion meiden. Achtung: Häufig handelt es sich bei einem solchen Beharren auf der eigenen Sicht um eine Abwehr von Ängsten, die am Ende in sich zusammenbrechen und zum Burn-out oder einer Depression beitragen kann.

Aber, zugegeben, wenn es Ihnen (jetzt) einfach richtig unangenehm ist, sich tief auf sich und das Leben einzulassen, dann kann Meditation zu Schwierigkeiten führen. Oder sie wird nicht gelingen, weil die ablehnende Stimme in Ihrem Inneren sich wehrt.

Wenn Sie also wirklich große Angst davor haben, verwundbar, weich oder soft zu werden, dann nutzen Sie bei Bedarf und Interesse die »einfachen« Meditationstechniken (Atemmeditation, Gehmeditation), oder erlernen Sie ein Verfahren wie MBSR oder autogenes Training, um Ihre körperliche Belastung durch Stress zu mindern. Sie sind nicht gezwungen, Ihre Persönlichkeit auf den Prüfstand zu stellen!

Im positiven Fall trägt Meditation sogar zu mehr Rückgrat und Entschlossenheit bei. Denn wenn Sie bewusst erkennen, dass Sie mit sich, Ihrem Tun und Ihren Werten im Einklang sind, dann können Sie auch deutlich überzeugender vertreten, was Ihnen wichtig ist, und lassen sich nicht so leicht von alltäglichen Zwischenfällen verunsichern. Das sind die Partner, Freunde, Eltern, Kollegen oder Chefs – und letztlich auch die Generäle und Banker –, die wir uns alle wünschen: offen genug, um gut zuzuhören, und entschlossen genug, um Position zu beziehen.

Damit habe ich auch schon die Möglichkeiten umrissen, die eine regelmäßige, ausdauernde Meditationspraxis bei entsprechender Offenheit im Umgang mit sich selbst bietet. Bildgebende Verfahren zeigen mittlerweile eindeutig, dass eine umfassende Meditationspraxis unseren Charakter verändern kann. Und in dieser Hinsicht ist es durchaus relevant, welche Form der Meditation man wählt.

Sie können als Gegenpol zum Alltagsstress meditieren. Das funktioniert und ist völlig in Ordnung. Sie können aber auch, wenn Sie möchten, über diesen Tellerrand hinausschauen und sich im Rahmen der Meditation mit Ihren Werten und Ihrer Persönlichkeit auseinandersetzen.

2

WANN MEDITATION
WIRKLICH HILFT

Meditation wird von Ärzten, Experten, Beratern, Journalisten und natürlich von Meditationslehrern empfohlen, unter anderem bei beziehungsweise gegen:

- Bluthochdruck
- übermäßigem Stress
- regelmäßigen Kopfschmerzen
- Burn-out
- Depression
- chronischen Schmerzen
- Herzkrankheiten aller Art
- häufigen Infekten
- geringer Lebensfreude
- Konzentrationsschwierigkeiten
- unzureichender Resilienz (psychologischer Widerstandskraft)
- Wutausbrüchen
- Schlafstörungen
- Suchtproblemen

Heilt Meditation alle diese Krankheiten? Nein, Meditation ist kein Wundermittel! Aber sie kann einen wichtigen, in manchen Fällen sogar entscheidenden Beitrag dazu leisten,

- wieder gesund zu werden oder
- nicht (erneut) zu erkranken oder

- die Lebenszufriedenheit trotz einer weiterhin bestehenden Erkrankung erheblich zu erhöhen.

Das bestätigen immer wieder Personen, die in schwierigen Lebenssituationen mit dem Meditieren beginnen. Doch natürlich könnte dies auch am sogenannten Placebo-Effekt liegen: Weil ich glaube, dass etwas hilft, hilft es auch. Gegen Depressionen zum Beispiel helfen Zuckerpillen fast genauso gut wie Antidepressiva. Oder man könnte natürlich auch sagen: Antidepressiva helfen fast nicht, sondern nur der Glaube an ihren Nutzen hilft.

Tatsächlich standen Ärzte der Meditation bis vor wenigen Jahrzehnten sehr skeptisch gegenüber. Im Grunde ist es dem Privatinteresse einer Handvoll US-Mediziner zu verdanken, dass die Methoden der Meditation aus dem religiösen Kontext herausgelöst und an Kliniken ausführlich untersucht wurden. Inzwischen wurden mehrere Tausend Studien weltweit durchgeführt, die den klinischen Nutzen von Meditation belegen.

Dabei wurden, wie das in einem neuen Forschungsfeld so ist, auch viele Fehler gemacht. Beispielsweise wurde anfangs nur selten darauf geachtet, dass es verschiedene Meditationsformen gibt. Daher wurde oft nicht abgefragt, welche Art der Meditation Testpersonen durchführten oder wie häufig und wie lange sie meditierten.

Ich werde die Ergebnisse belastbarer Studien im dritten Kapitel des Buches ausführlicher darstellen. Dort werden Sie lesen können, welche Meditationen gegen welche Erkrankungen helfen oder vor welchen Erkrankungen schützen.

Mein Einstieg in die Meditation

In diesem Kapitel möchte ich darauf eingehen, was Sie erwartet und was Sie erwarten können, wenn Sie meditieren oder zu meditieren beginnen. Im Grunde versuche ich also jetzt doch, zu beschreiben, wie ein Apfel schmeckt.

Mir selbst fiel es nicht leicht, den Einstieg zu finden. Ich mache seit über zwanzig Jahren mehr oder weniger regelmäßig Yoga. Damit hatte ich angefangen, um meine Rückenschmerzen loszuwerden. In den ersten Kursen, die ich besuchte, war ich oft der einzige oder bestenfalls einer von zwei Männern. Um mich herum meist alte Damen, und alle trugen weite Gewänder und schienen immer nur zu flüstern.

Keine Spur von der musikgetriebenen Fitness, die heute viele Yoga-Studios füllt.

Die Welt der Ruhe und der Innenschau war mir also nicht fremd, aber sie hat mich auch nicht recht eingefangen. Ich war Mitte zwanzig, junger Vater, freier Journalist, der Drang nach vorn und nach außen war größer als die Verlockung der Stille.

Dabei hatte ich Philosophie studiert, interessierte mich dafür, wie die Welt »wirklich« ist. Ein Thema, mit dem sich auch die Meditation beschäftigt. Verschiedene Schulen geben unterschiedliche Antworten. So geht man im Zen davon aus, dass die Welt ist, wie sie ist, und sieht unsere Aufgabe darin, sie so sein zu lassen. In der *Vipassana*-Meditation sollen alle Eindrücke so wahrhaftig wie möglich wahrgenommen werden. Mithilfe anderer Meditationsformen, wie zum Beispiel der *Metta*-Meditation, soll hingegen bewusst und gezielt Einfluss genommen werden auf die eigene Psyche, und wenn das alle täten, könnte die

Welt ein besserer Ort sein. Was impliziert: Es gibt so etwas wie Richtig und Falsch oder Gut und Böse, und jeder Einzelne kann und soll darauf Einfluss nehmen.

Inzwischen liegen für mich Meditation und Philosophie nicht mehr weit auseinander. Philosophie ist auf Erkenntnis gerichtet, Meditation auf Erleuchtung. Sie scheinen mir aber beide ähnlich motiviert. Mithilfe philosophischer Erkenntnis wird versucht, festzustellen, wie die Welt beschaffen ist, was sich hinter den oberflächlichen Wahrnehmungen verbirgt, und wie wir uns in dieser Welt möglichst verhalten sollten. Und die Erleuchtung würde uns dazu führen, zu erfassen, wie die Welt »ist« und was wir darin am besten tun.

Die Wege und Werkzeuge sind verschieden, die Ziele vielleicht nicht so sehr.

Wie dem auch sei, trotz philosophischen Backgrounds und Yoga-Stunden war ich nicht interessiert daran, still zu sitzen und nichts zu tun.

Um dem Stress des nächsten Kindes etwas entgegenzusetzen, versuchte ich es einige Jahre später wieder. Immer öfter hatte ich gelesen, schon wenige Minuten Meditation am Tag würden gelassener, entspannter und energiegeladen machen. Das wollte ich auch. Aber es klappte einfach nicht! Ich saß auf einem Sofakissen und wartete angespannt darauf, dass endlich der Wecker klingelte. Nach ein paar Tagen gab ich auf.

Im Urlaub, wieder Jahre später, saß ich auf der Treppe vor unserer Ferienwohnung und schaute in den Himmel. Und nach einer Weile bemerkte ich, dass ich ganz ruhig geworden war. Der Atem ruhig, das Herz ruhig, die Gedanken ebenfalls.

Ach so. So fühlt sich das also an.

Ich dachte mir: Das ist wohl ungefähr das, was die Meditation verspricht. Mir war schon klar, dass Meditation nicht wie McDonald's ist, jedes Mal gleich. Aber eben, im Gegensatz zu McD, manchmal richtig toll.

Jeder Tag ist anders

Also setzte ich mich am nächsten Tag wieder zur selben Zeit an denselben Ort und atmete ein Weilchen vor mich hin.

Am Tag darauf stellte ich mir einen Timer auf dem Handy. Ich erinnerte mich noch daran, wie absurd lang mir bei den früheren Versuchen auch nur 3 Minuten vorgekommen waren. Würde sich dieses Erlebnis wiederholen?

Behutsam tastete ich mich über zwei Urlaubswochen an eine Meditationszeit von 10 Minuten heran. Ich führte einfache Atemmeditationen durch, die keine komplizierte Anleitung benötigen. Und kam mir ganz schön dumm dafür vor, wie oft ich mich dabei erwischte, dass ich Autos auf der Straße hinterherschaute oder darüber nachdachte, was wir am Vormittag unternommen oder für den Nachmittag geplant hatten, was es zum Mittag geben würde, ob am nächsten Tag wohl Strandwetter sein würde ... Ich empfand es dann stets als angenehm, zur Beobachtung des Atems zurückzukehren, aber vielleicht auch nur deshalb, weil meine Gedanken und Überlegungen erkennbar unwichtig waren.

Urlaub halt.

In den Wochen danach habe ich vielleicht noch drei- oder viermal meditiert, dann war Sendepause bis zum nächsten Urlaub. Da holte ich die Technik wieder aus der Versenkung.

Im Alltag hatte Meditation für mich nicht recht funktioniert. Aber als eine Möglichkeit der ruhigen Konzentration empfand ich sie als ausgesprochen angenehm. Zu Hause fiel es mir so schwer zu meditieren, weil ich gar nicht recht zur Ruhe kam dabei. Konnte ich dagegen, wie im Urlaub, schon mit Ruhe an die Sache herangehen, gefiel mir das Meditieren.

Um es kurz zu machen, es hat noch mehrere Jahre gedauert, bis bei mir der Groschen endgültig fiel. Ich musste mich dazu erst ganz und gar von der Vorstellung verabschieden, Meditation müsste eine unmittelbare Auswirkung auf meinen Tag oder sogar die nächste Stunde haben. Ich las, probierte, besuchte Kurse und stellte schließlich fest: Wenn ich (regelmäßig) meditiere, nehme ich dabei im Alltag zwar häufiger Ungeduld als innere Ruhe wahr. Aber genau das zu tun *ist* Meditation: bewusst, absichtlich, konzentriert und wertfrei darauf zu achten, wie der Atem gerade verläuft, was die Gedanken und Gefühle gerade anstellen, was mit mir und um mich herum so los ist.

(Es gibt noch andere Arten der Meditation. Aber dies war mein Zwischenstand.)

Und wenn ich das (regelmäßig) mache, bin ich während des übrigen Tages tatsächlich ein bisschen mehr »bei mir«, ein bisschen weniger impulsiv, die Wellen des Lebens erscheinen mir nicht mehr so hoch, die Wellentäler nicht mehr so tief, viele Dinge berühren mich nicht mehr so sehr, und andere berühren mich weit intensiver. Schaue ich dann zurück auf den Tag, am Abend oder aus dem Abstand einer Woche, scheint es mir so, als wäre ich ein wenig mehr »ich« gewesen.

Positive Nebenwirkungen

Deshalb also setzte ich mich eine ganze Weile brav hin und meditierte. Und eines Tages sagte eine meine Töchter zu mir: »Du bist auf einmal so nett geworden, du schreist uns gar nicht mehr so oft an.«

Tja, was soll ich sagen. Ich bin natürlich der Überzeugung, dass ich meine Kinder sowieso nicht oft angeschrien habe, aber das ist eine andere Geschichte. Sie fanden jedenfalls etwas an mir deutlich sympathischer als vorher.

Gekauft, oder?

Meiner Frau geht es übrigens ähnlich, auch sie kommt mit mir besser aus, wenn ich regelmäßig in der Meditation zur Ruhe komme. Das habe ich aus reiner Neugier sogar mal getestet, ohne ihr davon zu erzählen. Zwei Wochen Meditation = Friede, Freude, Eierkuchen (na ja, relativ jedenfalls). Zwei Wochen keine Meditation = miese Stimmung. Kann natürlich Zufall gewesen sein oder andere Ursachen gehabt haben. Klar. Aber ich kann jedenfalls bestätigen, was andere Meditierende ebenfalls berichten: Seitdem ich die Kurve gekriegt und Freude am Meditieren gefunden hatte, fällt es mir leicht, jeden (= fast jeden) Tag zu meditieren. Und ich meine mich rundum besser zu fühlen, wenn mir das gelingt. Das Leben wirft mich nicht so leicht aus der Bahn. Ich schieße die Reaktionen nicht so schnell aus der Hüfte. Und wie gesagt: Meine Kinder und meine Frau bestätigen das.

Ist das wahr, wäre es objektiv messbar? Darüber haben sich viele Wissenschaftler Gedanken gemacht. Wir werden uns im nächsten Kapitel damit auseinandersetzen, was beweisbar ist (und wie) und was nicht.

Dabei bin ich keineswegs der Meinung: »Wer heilt, hat

55

recht.« Jemand oder etwas kann auch zufällig heilen, oder es besteht überhaupt kein kausaler Zusammenhang. Ich möchte also keineswegs behaupten: *Weil* alle möglichen Leute sagen, es geht ihnen besser, wenn sie meditieren, wäre die Meditation doch *ganz offensichtlich* die Ursache dafür.

Doch ich möchte Ihnen gern die Gründe darlegen, warum es auf mich auch glaubhaft wirkt, tatsächlich die Meditation als Auslöser zu betrachten.

Die eine Komponente dafür sind die ausführlichen wissenschaftlichen Untersuchungen weltweit. Die andere ist meine ganz subjektive Wahrnehmung. Wenn die Rückmeldungen aus diesen beiden sehr unterschiedlichen Quellen sich decken, ist das für mich schon mal ganz vielversprechend.

Wann und wie lange meditieren

Ich habe Ihnen diese lange Geschichte nicht erzählt, weil Sie unbedingt wissen müssen, wie meine Kinder mich sehen oder wie gut meine Frau sich mit mir versteht. Sondern ich möchte zwei Alternativen zu den üblichen Herangehensweisen an das Meditieren vorschlagen. Ich bin der Ansicht, dass beide den möglichen Heileffekt von Meditation positiv beeinflussen.

Meditation und Entspannung

Meditation ist keine direkte Entspannungstechnik. Diese Erkenntnis hat mich Jahre gekostet. Obwohl Meditation oft empfohlen wird für Klienten oder Patienten, die sich entspannen wollen oder sollten, führt die Meditation selbst nicht immer unmittelbar zur Entspannung. Das heißt auch: Wenn Sie sich beim Meditieren nicht entspannen, machen Sie nichts falsch!

Meditation hilft auf die Dauer gegen unnötige oder übermäßige Anspannung, weil wir ganz praktisch erfahren, dass sich die Welt auch einfach mal einen Moment ohne unseren Anschub weiterdreht. Man muss nicht alles immer so ernst nehmen, wie es gerade erscheint. Außerdem können wir, wenn wir zur Ruhe kommen, körperliche Anspannungen wahrnehmen und in einem gewissen Maße auch lösen. Doch wenn Sie sich *jetzt* entspannen möchten, gehen Sie in die Sauna, lernen Sie autogenes Training oder Progressive Muskelentspannung nach Jacobsen, buchen Sie eine Massage, gehen Sie spazieren, nehmen Sie ein Bad. Das alles sollte Sie keineswegs daran hindern, Meditation zu üben. Es ist meiner Ansicht nach bloß hilfreich, gerade am Anfang nicht ständig auf das Einsetzen der Entspannung zu warten und entsprechend enttäuscht zu sein, wenn es nicht klappt.

Übrigens bedeutet zu meditieren auch nicht, dass man keine Gedanken hat oder an nichts denkt. Sondern nur, dass wir unsere Gedanken für einen vorher festgelegten Zeitraum immer wieder auf ein vorher festgelegtes Ziel richten. Das führt dazu, dass unsere Gedanken sich *beruhigen*. Nicht dazu, dass wir während der Meditation keine mehr haben oder nicht mehr abgelenkt werden.

Meditation und Freude

Meditation »funktioniert« besser, wenn man Freude an ihr entwickelt. Es gibt viele Arten der Meditation. Die für Einsteiger erfahrungsgemäß besonders geeigneten stelle ich Ihnen in diesem Buch vor, ebenso einige ausgewählte

Varianten, die als gesundheitlich besonders nützlich (= »heilsam«) gelten.

Oft wird empfohlen, täglich zum selben Zeitpunkt – und zwar möglichst früh am Tag – zu meditieren. Ideal sei: direkt nach dem Aufstehen. Ich weiß natürlich nicht, wie es Ihnen geht, aber ich habe direkt nach dem Aufstehen überhaupt keine Lust zu gar nichts. Mein Wecker klingelt so, dass ich es gerade eben schaffe, unseren Kindern Pausenbrote mit auf den Schulweg zu geben. Dann brauche ich erst mal Kaffee und selber Frühstück. Und danach scharre ich dann im Grunde mit den Hufen und will los, den Tag erobern, nicht noch mal aufs Meditationskissen.

Die meistempfohlene Alternative: abends, direkt vor dem Schlafengehen. Leider werden aber bei uns dann oft noch Hausaufgaben gemacht oder Pläne besprochen, außerdem lese ich liebend gern abends im Bett noch ein paar Seiten.

Mir leuchtet ein, warum die Zeiten an sich gut geeignet für eine regelmäßige Meditationspraxis sind. Doch sowohl frühmorgens als auch spätabends »funktionierte« für mich nicht gut. Super liefen jedoch Versuche in der Mittagspause (wenn ich bei Kunden arbeite) oder am späten Vormittag (wenn ich in meinem eigenen Büro bin). Zu diesen Zeiten hatte ich Lust auf die Pause, freute mich auf die Meditation, fühlte mich danach zwar nicht jedes Mal entspannt, aber doch erfrischt.

Viele Menschen berichten, dass sie mitten am Tag nicht gut umschalten können. Wenn sie versuchen, tagsüber zu meditieren, drängen ihre Gedanken viel mehr als morgens oder abends zur Nützlichkeit des Tagwerks.

Ich möchte Ihnen nicht sagen, was richtig oder falsch ist. Ich möchte Sie aber ausdrücklich ermutigen, mit unterschiedlichen Orten und Tageszeiten zu experimentieren. Vielleicht läuft Ihr Tag viel geschmeidiger, wenn Sie 10 Minuten früher aufstehen und meditieren. Oder Sie bevorzugen, wie ich, eine gewisse Flexibilität, die natürlich dann auch eine höhere Willenskraft verlangt. Mein Glück war, dass ich im Urlaub unter für mich idealen Bedingungen in das Meditieren hineinwachsen und Freude daran gewinnen konnte. Es ist vielleicht wie mit Schwimmen oder Joggen. Dem einen fällt es leichter, diese Sportarten im geregelten Alltag einzuführen und dabeizubleiben. Jemand anders startet besser in einer Kurwoche, im Urlaub, in der Reha und macht dann weiter. Dasselbe gilt für die Meditationsformen.

Ich habe mich lange durch Atemmeditationen gearbeitet, aber nie richtig kapiert, was das heißen soll: Beobachte einen Atemzug. Dann habe ich eine Zählmeditation erlernt, bei der man die Atemzüge nicht beobachtet, sondern zählt. Das fällt vielen Menschen schwer, aber für mich war es genau das Richtige. Mein Geist hatte etwas zu tun und konnte alles andere loslassen. Auf einmal fühlte sich alles richtig an, und ich konnte beginnen, mit dem Meditieren zu experimentieren und es mir zu erschließen.

Wie meditiert man »richtig«?

Meditation zu erlernen ist nicht wie Fahrradfahren oder Schwimmen. Natürlich gibt es Anleitungen, auch in diesem Buch. Doch wenn Sie richtig Rad fahren, fallen Sie nicht hin, sondern erreichen stattdessen Ihr Ziel. Wenn Sie richtig schwimmen, gehen Sie nicht unter, sondern gelangen an den gegenüberliegenden Beckenrand.

Doch woran erkennen Sie, dass Sie »richtig« meditieren? In einer Meditationsgruppe können Sie beobachten, wie ruhig die anderen sitzen. Doch davon wissen Sie noch lange nicht, was in deren Geist vor sich geht. Sie können auch hinterher das Gespräch mit der Lehrerin, dem Lehrer oder den anderen Teilnehmern suchen und Ihr Erleben mit deren Beschreibungen vergleichen.

Dann hören Sie Dinge wie: »In meinen Geist war es auf einmal ganz still.« Oder: »Die Gedanken kamen und gingen wie die Wellen des Ozeans, und ich konnte sie in Frieden kommen und gehen lassen und manchmal sogar auf diesen Wellen meiner Gedanken surfen.« Oder: »Ich war die ganze Zeit sehr unruhig, doch auf einmal, ich weiß auch nicht genau, warum, sah ich plötzlich eine farbige Ebene vor mir, es war wie ein Trance-Erlebnis, ich war aus der Zeit gefallen und irgendwie eins mit der Welt.« Oder: »Wenn ich ganz ehrlich bin, habe ich die ganze Zeit nur dagesessen und mein Rücken tat weh, und meine Schultern taten weh, und ich habe darauf gewartet, dass die Zeit endlich um ist.«

Was meinen Sie? Haben diese Teilnehmer »richtig« meditiert? Und: Können Sie aus ihren Aussagen etwas für sich selbst lernen?

Ob Sie »richtig« meditieren, können einzig und allein Sie selbst entscheiden. Es ist nicht messbar, nicht nachweisbar, gar nichts. Okay, bei gut trainierten Mönchen lassen sich die unterschiedlichen Hirnaktivitäten deutlich messen und nachweisen. Aber wer hat schon den dafür nötigen Kernspintomografen bei sich zu Hause rumstehen?

Das hat Vor- und Nachteile. Der Nachteil: Man kann sich einfach hinsetzen, ein wenig dösen, ein bisschen nachdenken, die Einkaufsliste durchgehen, dabei vielleicht noch eine Meditationsanleitung laufen lassen – und noch nicht mal bemerken, dass man nicht meditiert.

Denn wenn man es bemerkte, wäre *genau das* die Achtsamkeit, die wir auf unterschiedliche Weise zu kultivieren versuchen.

Der Vorteil: Wir können uns im Meditieren mit niemandem messen, es gibt keine Wettbewerbe, keine Noten, keinen Leistungsdruck. Sie meditieren einzig und allein für sich, und entweder Sie tun es, oder Sie tun es halt nicht.

Natürlich könnten Sie sich als Selbstzahler in einen Scanner legen und Ihre Gehirntätigkeit beim Meditieren überwachen lassen. Und vielleicht leuchten bei Ihnen sogar dieselben Bereiche auf wie bei buddhistischen Mönchen. Toll. Und dann? Was hätten Sie davon?

Unter Normalumständen entschließen Sie sich entweder, das mit dem Meditieren mal ernsthaft zu probieren, oder Sie lassen es. Und wenn Sie es probieren, sind Sie Objekt und Subjekt. Das heißt, Sie meditieren, und zugleich kontrollieren Sie, ob Sie meditieren. Sie nehmen sich und die Welt also auf zwei Ebenen gleichzeitig wahr.

Vielleicht kennen Sie diese Aufteilung aus dem Sport oder aus Berichten über Flow-Erlebnisse. Wenn Sportler *in the zone* sind, wenn sie sich in ihrem Tun ganz verlieren, oder wenn Sie komplett die Zeit vergessen, während Sie malen, schreiben oder klettern, dann entgleitet Ihnen damit noch lange nicht die Wahrnehmung dessen, was Sie tun. Ihnen ist bewusst, dass Sie laufen, schwimmen, malen, schreiben, klettern oder was auch immer – und zugleich geschieht es einfach wie von allein. Sie beobachten sich von außen und erleben sich zugleich von innen.

Ist der menschliche Geist nicht ein erstaunliches Ding?

Daraus kann man nun lustige Gedankenexperimente ableiten, denn theoretisch kann man ja auch den inneren

Beobachter wiederum von der nächsten Ebene aus beobachten, und so weiter. Darin habe ich bisher jedoch noch nicht viel Nutzen erkennen können.

Checkliste

Woran erkennen Sie also, dass Sie »richtig« meditieren und nicht nur Ihre Zeit absitzen? Meiner Ansicht nach an einem oder mehreren Elementen der folgenden Liste:

- Zumindest kurzzeitig können Sie dabei wie von außen wahrnehmen, dass Sie die gewählte Meditationsübung durchführen, ohne dabei die Übung zu unterbrechen. In meinem Fall: Ich zähle meine Atemzüge *und* nehme wahr, dass ich meine Atemzüge zähle und nicht zugleich oder stattdessen etwas anderes tue.
- Während der Meditation scheinen Ihre Gedanken sich zu verlangsamen und ein wenig zur Ruhe zu kommen. Das fühlt sich an wie das Gegenteil einer Brainstorming-Sitzung, bei der wir unsere Denkmaschine immer weiter ankurbeln.
- Positive Feedbackschleife: Ihr Körper wird ruhiger. Je länger Sie sitzen, desto langsamer geht Ihr Atem, das beruhigt auch das Nervensystem – und dadurch kann dann wiederum der Körper noch ruhiger werden.
- Wenn Sie am Ende die Augen aufschlagen oder den Blick fokussieren, fühlen Sie sich wie nach einem kurzen Mittagsschlaf; es dauert einen Moment, bis Sie wieder in der Realität angekommen sind.
- Während der Meditation auftretende leichte Schmerzen, beispielsweise in Rücken oder Knien, scheinen nach einiger Zeit abzunehmen.
- Sie haben während der Meditation nicht abgeschaltet, sondern bewusst wahrgenommen, wie es Ihnen gerade

geht, was in Ihnen gerade los ist. Vielleicht waren Sie nervös, gelangweilt, ungeduldig, müde … Ihr Befinden ist Ihnen klarer als zuvor, und zugleich nehmen Sie es so wertfrei wie möglich zur Kenntnis, statt sofort wieder zu denken: Ich muss ins Bett, ich brauche einen Kaffee, warum bin ich nur so unausgeglichen?!

- Wenn Ihnen während der Meditation ein Gedanke oder eine Idee kam, die ungeheuer wichtig erschien, ist es Ihnen ohne Zorn, Angst oder Bitterkeit gelungen, diesen Gedanken oder diese Idee davonziehen zu lassen. Um dies zu erkennen, sollen Sie sich nicht hinterher an den Gedanken oder die Idee zu erinnern versuchen, sondern: Wenn Ihrem inneren Beobachter während der Meditation auffällt, dass Sie gerade eine scheinbar irre wichtige Idee oder Überlegung loslassen können, ist das eines von vielen möglichen Zeichen dafür, dass Sie »richtig« meditieren.

- Vor allem aber bin ich der Überzeugung, dass Sie es dann »richtig« machen, wenn Sie hinterher Lust auf die nächste Meditationssitzung verspüren. Ich vergleiche das, Sie merken es, gern mit Sport oder Lernen. Direkt nach dem Sport oder direkt nach einem anregenden Gespräch oder einem stimulierenden Vortrag will man nicht sofort damit weitermachen. Aber ich jedenfalls gehe oft mit dem Gefühl aus solchen Tätigkeiten heraus, dass ich mich bereits darauf freue, diesen Faden meines Lebens zu einem späteren Zeitpunkt wiederaufzunehmen.

Gerade deswegen scheint es mir so wichtig, Meditation nicht als eine weitere Pflicht in Ihren Alltag aufzunehmen, sondern eine Form, einen Zeitpunkt und einen Ort zu finden, an dem Sie Freude am Meditieren haben können.

Ansonsten wäre es ein bisschen so, als würden Sie sich gegen den Stress noch mehr Stress verordnen. Und genau das ist es ja, was wir alle oft tun. Wir sind überfordert, angespannt, nervös – und glauben aus irgendeinem merkwürdigen Grund, wenn wir uns noch mehr anstrengen, wäre irgendwann die ganze Arbeit erledigt oder wir hätten alles gelernt oder das Ziel erreicht und könnten uns entspannt in die Hängematte sinken lassen. Aber so funktioniert das Leben nicht, und ehrlich gesagt finde ich das auch ganz schön.

Das Auf und Ab, der Wechsel zwischen Anspannung und Entspannung, zwischen Wünschen und Wunscherfüllung, zwischen Leistung und Erfolg – diese Dynamik macht das Leben meiner Ansicht nach aus. Kaum etwas ist für Menschen so problematisch wie anhaltende Langeweile oder eine gefühlte Sinnlosigkeit des Lebens. Wir alle wollen etwas tun, wir alle wollen im Leben und in unseren Beziehungen einen Sinn finden.

Gibt es diesen Sinn? Und wie viel welcher Aktivität ist angemessen für Sie? Ich kann es Ihnen nicht sagen, aber Sie können es entdecken.

Den Alltag überleben

Die Erfahrung zeigt, dass es vielen Menschen möglich wird, mithilfe der Selbsterkenntnisse aus der Meditation das eigene Leben bewusst(er) in die gewünschte Richtung zu steuern. Dazu müssen Sie meiner Ansicht nach gar nicht viel tun, sondern es ergibt sich eigentlich wie von selbst.

Ich stelle mir das so vor: Sie sind für 5 oder 10 oder vielleicht auch 20 Minuten jeden Tag allein mit sich. Und dabei fühlen Sie sich eben irgendwie. Und Sie fühlen auch noch, wie Sie sich fühlen. Das ist deshalb erwähnenswert, weil wir die meiste Zeit eben nicht mitbekommen, wie wir uns fühlen. Weder körperlich noch geistig. Ich vermute mal, da geht es Ihnen wie mir und dem Rest der Menschheit. Hinterher können Sie super erklären, warum Sie sich vorgedrängelt, jemanden unterbrochen oder eine ganze Tüte Chips gegessen haben. Sie waren ärgerlich, traurig, nervös, unsicher … alles Mögliche. Aber in dem Moment war es Ihnen nicht bewusst, und das Trostpflaster hat für den Augenblick geholfen oder Sie zumindest abgelenkt.

Wenn wir uns aber jeden Tag und mit den unterschiedlichsten Befindlichkeiten immer wieder mal selbst erleben und nicht gleich ändern wollen, merken wir immer besser, wie wir mit uns selbst umgehen sollten. Vielleicht brauchen Sie ein bisschen mehr Schwung im Leben oder ein bisschen weniger Druck, vielleicht ein bisschen mehr Zuneigung, oder Sie sollten sich klarer abgrenzen? So wie Sie auf die Wünsche und Ansprüche anderer Menschen weitgehend unbewusst eingehen, so kommen Sie mit der Zeit beim Meditieren auch sich und Ihren eigenen Bedürfnissen immer näher.

Meine Überzeugung ist: Je besser unser Alltag zu unserer Persönlichkeit passt, desto besser geht es uns auch gesundheitlich. Desto weniger Sorgen schleppen wir mit uns herum, desto weniger Gedanken halten uns wach oder lassen unser Herz rasen, desto weniger düstere Gefühle müssen wir abwehren oder verdrängen.

Ich kann Ihnen nicht versprechen, dass Meditation auf diese Weise wirkt. Aber es erscheint mir zumindest plausibel.

Ich leite aus dieser Sichtweise folgende Punkte ab.

Vielleicht ist einer dabei, an den Sie andocken und von dem aus Sie sich das Meditieren erschließen können oder möchten:

- Wir können nicht wissen, ob wir »richtig« meditieren. Solange es sich »richtig« anfühlt und vielleicht auch noch den gewünschten Zweck erreicht, wunderbar.
- Meditation darf entspannen, muss aber nicht.
- Meditation beruhigt auf Dauer, aber nicht unbedingt in der einzelnen Sitzung (wobei die Beruhigung häufiger und zuverlässiger eintritt als Entspannung).
- Ein zum eigenen Leben und den eigenen Vorlieben passender Zeitpunkt und Ort, egal, ob wechselnd oder gleich, und eine Meditationsform, die Ihnen möglichst angenehm ist, erleichtern den Einstieg und das Dranbleiben.
- Regelmäßig zu meditieren ist weit wichtiger, als lange zu meditieren.
- Dennoch ist es manchmal reizvoll, sich die Herausforderung zu stellen, länger oder auf eine andere Art als gewöhnlich zu meditieren.
- Meditation dient der Erkenntnis. Ich versuche mich so zu sehen, wie ich gerade bin, und die Welt um mich herum auch, und ich versuche sowohl mich als auch die Welt um mich herum zumindest für die Dauer der Meditation nicht verändern zu wollen (es gibt Ausnahmen von dieser Regel, wie die Liebende-Güte-Meditation).
- Nach der Meditationssitzung gilt das aber nicht mehr. Wenn mich etwas an mir oder der Welt regelmäßig stört, darf und soll ich mich dafür engagieren, es zu ändern.
- Meditation dient der physischen wie psychischen Gesundheit, weswegen es manchmal sinnvoll ist, den

eigenen Schweinehund zu überwinden und zu meditieren, obwohl ich gerade keine Lust habe.

- Zugleich kann es dem eigenen Wohlbefinden kaum nützen, eine weitere lästige Pflicht auf der To-do-Liste abzuhaken, weswegen man a) auch mal schwänzen darf und b) dafür sorgen sollte, dass man möglichst selten schwänzen möchte.
- Meditation ist eine einsame Sache, und manchmal ist das nicht schön. Mit der Zeit gewöhnt man sich aber daran und entwickelt sich sogar zu besserer Gesellschaft, weil man selbst auch regelmäßig »drankommt«, nicht immer nur die anderen.
- Auch in Kursen oder Seminaren wird Meditation kein Mannschaftssport. Trotzdem ist es eine interessante und informative Erfahrung, mit anderen gemeinsam zu meditieren. Es motiviert, und indirekt erhält man doch auch Feedback über die Auslegung der Anleitungen.

Bedenkt man nun, dass wir in einer Zeit des ungeheuer gesteigerten Inputs und der zunehmenden starken Verdichtung leben, könnte es ja auch sein, dass die Meditation ganz einfach zwei grundlegende Wünsche der Menschen bedient und uns deswegen so guttut:

- Pausen machen
- Nachdenken über das Sein und die Welt

So betrachtet wäre Meditation nur eine besonders spezielle Verbindung zweier Elemente, die wir auch einzeln und ohne Anleitung und Methode haben könnten.

Und wenn es so wäre? Spräche das gegen das Meditieren? Oder sogar eher dafür?

Die Berichte Meditierender wie auch die Messungen der Wissenschaftler bestätigen jedenfalls: Wer meditiert, ist zufriedener mit dem Leben. Dafür gibt es körperliche wie geistige Anzeichen und viele gut nachvollziehbare Erklärungen.

Mir persönlich reicht das, um mich auch mal zum Meditieren hinzusetzen, wenn ich nicht recht Lust oder scheinbar keine Zeit habe.

Überzogene Erwartungen

Viele Behauptungen rund um die Meditation sind allerdings übertrieben, meiner Erfahrung nach auch die Aussage, man würde die Zeit, die man morgens in Meditation steckt, im Lauf des Tages via Effizienzsteigerung wieder reinholen. Probieren Sie es aus. Vielleicht ist es bei Ihnen ja so. Bei mir nicht.

Auch auf dieses alles überstrahlende Glück, von dem manche Artikel künden, warte ich noch. Genau wie auf das Runner's High übrigens. Man kann eben nicht alles haben. Was nicht heißt, dass *Sie* nicht vielleicht ein Runner's High oder allumfassendes Lebensglück erleben. Wenn es so kommt, schicken Sie mir eine Karte!

Seit Jahren diskutieren Wissenschaftler über Glück und Zufriedenheit. Inzwischen scheint einigermaßen klar zu sein, dass Glück im Sinne eines Lottogewinns zwar für eine Zeit sehr toll ist, auf die Dauer aber keine Steigerung des Glücksgefühls mit sich bringt. Wogegen Zufriedenheit wohl das Geheimnis eines gelingenden Lebens darstellt. Wie nun wird man zufrieden?

Zufriedenheit benötigt Ausdauer und Durchhaltevermögen. Um mit dem Leben zufrieden zu sein, müssen wir lernen, das Gute ohne Angst zu genießen und zugleich Rückschläge und Niederlagen nicht so tragisch zu nehmen. »Anhaften« nennt man es in der Meditation, wenn wir sehr an etwas hängen. Das kann eine Liebe sein, ein Wunsch, eine Erinnerung, eine Gefühl, eine Einschätzung. Dieses Festhalten-Wollen, soll schon der Buddha gesagt haben, sei im Grunde das größte Problem.

Da ist viel dran. Doch wer alles loslässt, treibt ziellos auf See oder durchs Leben.

Ich habe versucht darzustellen, dass Sie zugleich die Meditation durchführen und sich innerlich dabei beobachten können. So stelle ich mir auch das mit dem Anhaften vor. Es ist großartig, sich für Ziele zu engagieren, sein Bestes zu geben, einen Erfolg zu genießen, sich auf Freunde zu verlassen. Und doch geht das Leben auch weiter, wenn alle diese Dinge verloren gehen.

Es ist ein Auf und Ab. Oder vielleicht auch ein Hin und Her, wer weiß.

Freiheit ist für mich nicht »just another word for nothing else to loose«, wie Janis Joplin einst sang. Freiheit bedeutet für mich mittlerweile, zu tun, was ich für das Richtige oder das Beste halte, aber nicht zu glauben, dass ich wirklich wüsste, was das Richtige oder Beste ist. Und auch nicht zu glauben, dass ich gezielt Einfluss auf den Erfolg oder Misserfolg von was auch immer hätte. Ich kann und will versuchen, die Welt zu beeinflussen. Vielleicht gelingt es, vielleicht nicht.

Woran messe ich mich dann? Ich freue mich noch immer an leicht erkennbaren, fassbaren Erfolgen: Verkaufszahlen, Zahlungseingänge, positive Rezensionen. Das stellt für mich keinen Widerspruch zur Meditation dar, auch wenn andere das so sehen. Ich versuche, auch ein Ausbleiben solcher Erfolge nicht allzu persönlich zu nehmen und genauso wenig wie positive Ereignisse zu sehr auf mich und meine Handlungen zu beziehen.

Ob das »richtig« ist, kann ich Ihnen nicht sagen. Es ist sowohl in der Welt der Meditation als auch in der Psychologie und Philosophie zumindest nicht unstrittig. Es geht mir aber besser damit.

Faustregel: Ich versuche, etwas Tolles zu machen, das großen Erfolg hat. Und dann lasse ich es los, so wie den Gedanken von eben.

Seit ich mich mit solchen Überlegungen beschäftige, fällt es mir viel leichter, meine Wünsche zu erkennen und entweder zu versuchen, sie zu realisieren, oder mit den Achseln zu zucken, weil mir dieser spezielle Wunsch den Aufwand dann doch nicht wert ist. Das ist keineswegs Gleichgültigkeit der Welt gegenüber, aber eine gewisse Entspanntheit, die mir jahrzehntelang gefehlt hat.

Werden Sie sich genauso fühlen wie ich, wenn Sie meditieren? Wahrscheinlich nicht.

Werden Sie sich besser fühlen als vorher? Kann schon sein. Es gibt sehr viele Berichte von Menschen, die das bestätigen. Andererseits probieren es natürlich viele Menschen aus, finden keinen Gefallen daran und schreiben darüber kein Buch. Wie viele Personen mit Meditation beginnen, es ein paarmal versuchen und dann nicht weiterführen, ist vollkommen unbekannt.

In zahlreichen Studien wurden gesundheitliche Vorteile von Personen dokumentiert, die seit Jahren oder Jahrzehnten meditieren. Aber man weiß meist nicht, wie es ihnen vorher ging. Und vor allem haben wir keine Ahnung, wie es ihnen ohne Meditation gegangen wäre.

Erst in letzter Zeit wurde auch getestet, was passiert, wenn man einer Gruppe von Probanden Meditieren beibringt und einer Kontrollgruppe nicht. Es deutet sich an, dass die rein körperlichen Vorteile (die lange Liste am

Anfang dieses Kapitels) tatsächlich recht sicher zu erreichen sind, wenn man regelmäßig meditiert. Und ohne Meditation eben nicht.

Bitte nicht vergessen: Das ist alles nur Statistik. Sie können Ihr Leben lang rauchen und trotzdem alt werden. Es ist nur unwahrscheinlicher, aber keineswegs ausgeschlossen.

Werden Sie darüber hinaus auch die psychologischen Veränderungen bei sich feststellen? Meine Vermutung ist: ja. Belastbare Studien dazu gibt es meines Wissens nicht. Wie sollte man auch objektiv feststellen, ob mein Umgang mit meinen Kindern sich verbessert hat, und, falls ja, ob er sich nicht vielleicht durch Umstände verbessert hat, die mit Meditation nichts zu tun haben?

Deshalb habe ich versucht, Ihnen ausführlich darzustellen, warum ich welche Folgen regelmäßigen Meditierens für plausibel halte. Vielleicht haben Sie dadurch Lust bekommen, es auch einmal zu versuchen und auf die genannten Aspekte zu achten.

3

WELCHE MEDITATION WANN WIRKLICH HILFT

Ganz entspannt im Hier und Jetzt! hieß Ende der Siebziger ein Bestseller, in dem der Journalist Jörg Andrees Elten von seiner Zeit im *Ashram* des Gurus Osho berichtete.

Ganz entspannt im Hier und Jetzt zu sein – das ist es auch heute noch, oder eigentlich: heute erst recht, was viele Menschen sich von der Meditation versprechen.

Nun gibt es aber viele unterschiedliche Meditationsformen. Manche tragen zur Entspannung bei, andere stärken unsere Mitmenschlichkeit oder die Resilienz, die psychische Widerstandskraft. Einige derjenigen, die schon lange meditieren, behaupten, dass es am Ende irgendwie immer auf dasselbe herauskommt. Durch die eine Methode können wir besser mit Stress umgehen und dann auch netter zu anderen sein und die Niederlagen im Leben nicht mehr so tragisch nehmen. Auf einem anderen Weg erkennen wir die Welt immer genauer (und damit ist gemeint: so, wie sie *wirklich* ist), und daraus ergibt sich dann automatisch mehr Nächstenliebe und weniger Stress. Und so weiter.

In einem gewissen Umfang, so scheint es, sind die unterschiedlichen Meditationsformen alle so etwas wie beschleunigte Altersweisheit: Man nimmt die Dinge nicht mehr so persönlich, ist nicht so schnell geknickt, enttäuscht oder beleidigt, das eigene Ego ist weniger wichtig, und andererseits weiß man auch, was für einen selbst wirklich zählt. In der Ruhe liegt die Kraft, aus der Stille Stärke schöpfen, kennt man alles.

Da ist viel dran.

Und doch ist Meditation eben nicht gleich Meditation. Sport ist ja auch nicht gleich Sport.

Wenn Ihnen jetzt jemand sagt: »Sport ist gesund«, würden Sie vermutlich zustimmen. Jedenfalls ist es aktueller Stand des Wissens, dass ein gewisses Maß an Bewegung Körper und Geist nutzt. Gestritten oder diskutiert wird darüber, wie viel Bewegung, wie lange, wie oft, wie intensiv. Und, was man oft übersieht: *welche* Bewegung! Eine Partie Fußball hat nicht dieselben körperlichen Auswirkungen wie 90 Minuten Yoga, Schwimmen, Waldlauf oder Kickboxen. Das erwartet auch niemand. Jede Sportart spricht unterschiedliche Muskeln an. Und unterschiedliche Ebenen der Psyche.

Dazu kommt: Ein Fußball-Match kann Stress abbauen – oder man geht hinterher kochend vor Wut vom Platz. Kommt ganz drauf an. Ein langer Waldlauf kann einen aufputschen oder runterziehen. Es hängt vom Wetter ab, von der Begleitung, von den eigenen Erwartungen.

Sogar innerhalb von Sportarten gibt es wieder relevante Spielarten. Im Yoga, der Meditation halbwegs verschwistert, finden sich ruhige, kontemplative Formen und leistungsorientierte, sportive Varianten, die anregen und Kalorien verbrennen. Oder nehmen Sie die Kampfsportarten, die traditionell ebenfalls als Sport für Körper und Geist angesehen werden. Judo, Karate oder Boxen. Alle sind gut für uns, aber jede auf ihre Weise.

Niemand würde heutzutage noch auf die Idee kommen, einem dicken Mann mit Knieproblemen Joggen oder Fußball zu empfehlen, um wieder fit zu werden. Man startet dann eben mit Rückenschwimmen und Pilates. Und eine untergewichtige Migränepatientin wird vielleicht von Bogenschießen oder einem Mannschaftssport mehr haben als vom leistungsorientierten Fitness-Bootcamp.

Oft wird Meditieren auch mit dem Erlernen von Sprachen verglichen. Denn a) man übt in Ruhe für den »Ernstfall« (zum Beispiel den Urlaub). Und b) Sprachen zu lernen ist gut fürs Gehirn, für das Selbstbewusstsein und die Konzentration. Aber würden Sie wirklich einen Spanischkurs belegen, wenn Sie im nächsten Sommer nach Italien fahren?

Wie wird Meditationserfolg untersucht?

Der Erfolg im Sport oder auch beim Sprachenlernen lässt sich vergleichsweise einfach messen. Zum Beispiel fragen Sie im Urlaub nach dem Weg und können die Antwort gut genug verstehen, um tatsächlich Ihr Ziel zu erreichen. Oder Sie testen online Ihr Vokabular. Sie schießen das entscheidende Tor, können eine längere Strecke laufen oder mehr Bahnen schwimmen als vor ein paar Wochen, nehmen ab, gewinnen ein Match oder können eine anspruchsvolle Übung durchführen. Sie merken also selbst, ob Sie Erfolg haben, oder erhalten Feedback.

Nun beginnen die meisten Menschen aus sogenannten sekundären Gründen zu meditieren, etwa weil sie Bluthochdruck haben oder in Meetings regelmäßig ausrasten. Dann fragt der Arzt oder Therapeut vielleicht: »Haben Sie schon mal versucht zu meditieren?« Und schon sitzt man in der Volkshochschule, im Yoga- oder Fitnessstudio oder auch allein zu Haus auf einem Stuhl oder Kissen und meditiert so vor sich hin.

Die wenigsten von uns steigen in die Meditation ein, um bessere Menschen zu werden, um auf die Erleuchtung hinzuarbeiten.

Das bedeutet aber: Wir haben ein konkretes Ziel – und wüssten daher ganz gern, ob wir dem näherkommen oder nur unsere Zeit verschwenden!

Zwar sind in den letzten Jahrzehnten viele Tausend Studien über den Nutzen von Meditation durchgeführt worden. Die meisten von ihnen ergaben: Meditation ist gut für uns! Aber die Meditationsforschung entwickelte sich in dieser Zeit auch ganz neu. Viele der Wissenschaftlerinnen und Wissenschaftler, die diese Studien durchführten, meditieren gar nicht selbst und kennen daher manche Details nicht. Zugleich machte die Neurowissenschaft in dieser Zeit einen ungeheuren Sprung nach vorn. In den Siebzigern und Achtzigern konnte man die Annahme, dass beim Meditieren irgendetwas im Hirn passiert, nur mithilfe kruder EEG-Messungen belegen. Dabei wurden Sensoren auf die Kopfhaut geklebt und maßen dort die Spannungsschwankungen der summierten Gehirnaktivität. Jahre später konnte man bereits fotoähnliche Aufnahmen von Gehirnen anfertigen und nach Verdichtungen und Verdickungen bestimmter Bereiche suchen. Und heute ist es möglich, mithilfe von *fMRI-Scans* (fMRI ist die Abkürzung für *functional magnetic resonance imaging*, deutsch: funktionelle Magnetresonanztomografie) live in die Gehirne meditierender Mönche zu schauen. Wir können sehen, welche Areale bei welchen Übungen aktiviert werden und welche zur Ruhe kommen.

Außerdem und davon unabhängig wurde oft das subjektive Befinden der Probanden erfragt, und ihre kognitiven Fähigkeiten wurden getestet. Fühlten sie sich ruhiger, wurden sie seltener krank, konnten sie sich besser konzentrieren, nahm ihre Lernfähigkeit zu?

Aber wie kann man den Erfolg von Meditation überhaupt messen? In Studien kommen meist einige der folgenden Methoden zum Einsatz:

- MRI-Scans des Gehirns vor dem Erlernen der Meditation sowie nach einigen Wochen Meditation, um Veränderungen der Gehirnstruktur festzustellen.

- fMRI-Scans des Gehirns, mit denen die Gehirnaktivität in Ruhephasen und während der Meditation live dargestellt werden kann.

- Ein fMRI-Scan kann kombiniert werden zum Beispiel mit der Anzeige beruhigender oder besorgniserregender Bilder oder dem Abspielen von überraschenden oder beruhigenden Geräuschen, sodass erkennbar wird, wie das Gehirn mit oder ohne Meditation auf bestimmte Reize reagiert.

- Im Speichel lässt sich das Stresshormon Cortisol nachweisen. Hier wird beispielsweise der Level in einer Ruhephase vor dem Erlernen des Meditierens überprüft, dann nach einem Stresstest sowie ebenfalls in einer Ruhephase und nach einem Stresstest nach einigen Monaten regelmäßiger Meditation.

- Ein solcher Stresstest kann zum Beispiel darin bestehen, dass eine beunruhigende Filmszene gezeigt wird. Beliebt ist auch der sogenannte Trier-Test: Hier wird erst ein Bewerbungsgespräch simuliert, anschließend müssen unter Zeitdruck schwierige Matheaufgaben gelöst werden.

- Mithilfe des Computers lassen sich Konzentration und Aufmerksamkeit auf unterschiedlichste Weise testen. Unter anderem werden Probanden manchmal in schneller Folge Buchstaben und Zahlen angezeigt, und sie sollen einen Knopf drücken, wenn eine Zahl kommt. Wird innerhalb von Sekundenbruchteilen eine weitere Zahl angezeigt, übersehen wir diese normalerweise. Bemerkt jemand die Zahl, ist das ein Zeichen erhöhter Aufmerksamkeit.

- Bei Konzentrationstests geht es oft einfach nur darum, wie viele Aufgaben von bestimmten Personengruppen (z.B. Menschen, die regelmäßig meditieren, oder eben Menschen, die noch nie meditiert haben, oder auch Menschen, die gerade eben meditiert haben) in einer bestimmten, knapp bemessenen Zeit richtig gelöst werden können. Die Aufgaben sind nicht schwer, es sind nur zu viele für die gegebene Zeit – je mehr richtig sind, desto konzentrierter war man. Ein anderer beliebter Konzentrationstest besteht darin, Wörter, die Farben bezeichnen, andersfarbig zu drucken, also etwa das Wort »Rot« in Blau und das Wort »Grün« in Gelb. Je höher die Konzentration ist, desto eher lassen sich die Wörter vorlesen, ohne dabei von der Druckfarbe abgelenkt zu werden.

- Die Reaktion auf Schmerz kann man beispielsweise testen, indem die Hand auf eine Heizplatte geschnallt wird. Vorab wird dann die maximal erträgliche Hitze ermittelt, damit keine Gefahr von Verbrennungen besteht. Dann werden die Studienteilnehmer aufgefordert, zu meditieren – und irgendwann wird die Heizplatte eingeschaltet, was nicht gefährlich, aber doch sehr unangenehm ist.

Schwächen der Studien

Die Ergebnisse der meisten Studien waren erfreulich und wurden in den Medien knackig zusammengefasst, bis der Eindruck entstand, Meditation könne eigentlich innerhalb kürzester Zeit gegen alles und jeden helfen.

Allerdings haben diese Behauptungen ein paar Haken:

- Es wurde nur selten erfasst, wie lange und wie regelmäßig die Teilnehmer der Studien bereits meditieren (in aktuellen Studien wird zumindest die Gesamtzahl der bisherigen Meditationsstunden im Leben erfragt).

- Es wurde oft nicht erhoben und bei Vergleichen berücksichtigt, welche Meditationsformen die Teilnehmer durchführten.

- Umgekehrt wurden Ergebnisse, die für Teilnehmer an bestimmten Kursen, wie MBSR oder Transzendentale Meditation, gemessen werden konnten, auf die Meditation allgemein übertragen.

- Viele Studien wurden von Organisationen durchgeführt oder finanziert, die der Transzendentalen Meditation nahestehen. Diese ist jedoch als »sektenartige Organisation« zumindest sehr umstritten, weswegen wir diese Methode in diesem Buch auch nicht empfehlen.

- Ohne aktive Kontrollgruppe lässt sich nicht klären, ob die als positiv zu bewertenden Hirnstrukturen bei Menschen, die meditieren, nicht vielleicht schon vorher vorhanden waren und diese erst zum Meditieren brachten.

- Selbst wenn Meditation zu positiven neuronalen Veränderungen beiträgt, ist bislang unbekannt, wie direkt oder indirekt dieser Effekt ist und wie lange er anhält.

- Weitgehend unklar ist auch, in welchem Umfang bei der Untersuchung von Mönchen die religiöse Einbettung der Meditation zu den festgestellten Effekten führt. Um ein Beispiel zu nennen: Verfügen diese Personen über einen niedrigeren Blutdruck und eine höhere Gelassenheit, weil sie viel meditieren oder weil sie sich in ihrer Religion gut aufgehoben fühlen?

Das bedeutet konkret: Es ist noch recht unklar, welche Dauer und welche Art der Meditation nötig wären, um eine gesundheitliche Verbesserung sicher zu erzielen. Wir wissen also nicht, wie oft und wie lange man auf welche Art meditieren sollte, um den Blutdruck in dem persönlich nötigen Umfang zu senken. Und wir können auch nicht sagen, wie viele Stunden Meditation für die Konzentrationssteigerung benötigt werden, nach der man endlich die ersehnte Beförderung einstreichen kann.

Dennoch sind die zahlreichen früheren Studien wichtige Etappenziele gewesen, auch wenn sie nicht mehr unseren heutigen Standards entsprechen. In den letzten Jahren sind ebenfalls etliche Studien zu diesen Themen durchgeführt worden. Es lohnt sich meiner Ansicht nach, die neuesten Ergebnisse und einige unter Meditationslehrern und Meditierenden unstrittige Ansichten zusammenzuführen. Denn die Informationen widersprechen sich nicht, sondern ergänzen sich auf sehr plausible Weise.

1. Unterschiedliche Meditationsformen sprechen unterschiedliche Vorlieben und Charaktereigenschaften an.
2. Unterschiedliche Meditationsformen haben unterschiedliche körperliche, geistige und soziale Konsequenzen, gewissermaßen trainieren sie unterschiedliche Eigenschaften beziehungsweise Fähigkeiten.
3. Wenn wir wenigstens ein wenig Freude an etwas haben, statt es bloß blöd, langweilig oder übermäßig anstrengend zu finden, fällt es viel leichter, daraus eine gute Gewohnheit zu machen.

Auch diese Erkenntnisse lassen sich vielleicht mithilfe der Analogie zu Sport oder Sprachen noch verdeutlichen. Wenn uns die gewählte Sportart Spaß macht, gehen wir öfter zum Training. Wenn der Sport zu unserem Trainingsziel passt, erreichen wir es leichter (manche Sportarten stärken eher den Rücken, andere eher das Herz). Motiviert uns die bevorstehende Urlaubsreise oder die Herkunft unserer großen Liebe, lernen wir Sprachen leichter und quälen uns notfalls auch mal durch eine Vokabelliste, um das Ziel zu erreichen. Nervt uns der Trainer, das Lehrbuch oder der Mannschaftskapitän, haben wir es schwerer.

Unterschiedliche Wege zu unterschiedlichen Zielen

Im Folgenden möchte ich Ihnen darstellen, welche Meditationen welche Wirkungen haben können. Auch dabei füge ich wieder aktuelle Forschungsergebnisse mit praktischem Wissen zusammen. Ergänzend werde ich aufführen, welche der gängigen Meditationsformen für welche der häufigsten Persönlichkeitstypen und Vorlieben am besten geeignet sind. Indem Sie diese beiden Faktoren kombinieren, können Sie eine für Sie und Ihre Bedürfnisse und Ziele geeignete Praxis auswählen.

Bitte berücksichtigen Sie dabei jedoch: Meditation ist keine exakte Wissenschaft. Selbst in der Schulmedizin ist der größte Erfolgsfaktor immer noch das Zusammenspiel der Persönlichkeiten von Arzt und Patient. Stimmt die Chemie, vertraut der Patient dem Mediziner. Und interessiert dieser sich auch ehrlich für den Patienten, statt nur seine Abrechnung zu optimieren, dann steigt die Chance auf Heilung stark.

Auf die Meditation übertragen bedeutet das: Wann und wo Sie meditieren, wessen Anleitung Sie dazu nutzen, ob Sie die Stimme Ihrer Meditationslehrerin oder Ihres Meditationslehrers angenehm finden, wie weit Sie es zum Unterrichtsort haben, woher Sie anfangs die Zeit zum Meditieren nehmen … alle diese Faktoren sind meiner Ansicht nach mindestens genauso wichtig wie die passende Meditation für Sie und Ihr persönliches Ziel. Konkret: Eine gefühlvoll angeleitete Atemmeditation ist nützlicher als eine Meditation liebender Güte, die Ihnen vielleicht angespannt erscheint. Eine tontechnisch perfekte Anleitung auf CD kann hinter einer seelenvollen, aber akustisch unbefriedigenden Aufnahme aus dem Yoga-Studio bei Ihnen um die Ecke zurückbleiben.

Vielleicht ging es Ihnen in der Schule wie mir: Der Lehrer war wichtiger als das Fach, zumindest genauso wichtig. Deshalb versuche ich nun auf den folgenden Seiten einerseits, möglichst nachvollziehbar und übersichtlich darzustellen, was Meditation wirklich kann und welche Meditationsform was kann. Zugleich plädiere ich für eine gewisse Offenheit beim Ausprobieren. Ich zum Beispiel sollte eigentlich laufen oder schwimmen. Gut für die Kondition und für die Knie. Lockt mich aber beides nicht vom Sofa. Zum Volleyball aber, nicht wirklich gut für die Knie und auch kein weithin bekannter Konditionssport, gehe ich gern und regelmäßig. Weil ich das Spiel schätze, aber auch, weil die Halle ganz in der Nähe ist und weil ich meine Mannschaft mag. Und beim Yoga fand ich viele Jahre lang das ruhige »Rumsitz-Yoga« zu langweilig und habe mich, zumal ich ja was für die Kondition tun wollte und sollte, eher in Richtung Power-Yoga orientiert. Das ist okay, aber langes Halten der Positionen ist, wie man inzwischen weiß, viel besser für Körper und Geist als flottes Fließen durch die Positionen.

Tja. Ich sehe es so: Besser Volleyball gespielt und Power-Yoga gemacht, als nicht beim Schwimmen gewesen und nicht Laufen gegangen zu sein.

Damit will ich Sie keineswegs zur Disziplinlosigkeit verleiten. Im Gegenteil, das Dranbleiben auch in Momenten oder Zeiten der Langeweile oder Lustlosigkeit ist ja gerade ein entscheidendes Element in der Meditation. Aber ich möchte auf Freiheiten hinweisen, die wir uns im Leben nehmen können. Sie gehört zu den Qualitäten, die wir mithilfe regelmäßiger Meditation in der Lage sind zu kultivieren.

Man muss nicht immer alles optimieren. Es lässt sich auch gar nicht alles optimieren. Und wir haben sowieso viel weniger Einfluss auf die Ergebnisse unseres Tuns, als uns lieb ist. Aber selbst wenn sich etwas optimieren lässt, ist die theoretisch beste Option noch lange nicht die richtige für uns.

Zu merken, was *für uns* richtig ist, wie *wir* die Welt sehen, was *mir* wichtig ist – und dann diesen Impulsen, wenn wir sie erkennen, weder folgen noch Widerstand leisten zu müssen ist eine Kunst. Wir üben sie beim Meditieren und sind dann in der Lage, mal mehr und mal weniger die Impulse zu bemerken, zur Kenntnis zu nehmen, davonziehen zu lassen. Und das zu tun, was wir für angemessen und sinnvoll halten, statt zum Spielball unreflektiert ablaufender Emotionen zu werden.

Lesen Sie also das Folgende bitte einerseits mit der Offenheit, vielleicht eine Ihnen noch unbekannte Art der Meditation empfohlen zu bekommen, die zu Ihren Zielen passt. Und zugleich mit dem Ziel, die Informationen in Einklang zu bringen mit Ihren Möglichkeiten und Vorlieben.

Im Idealfall ist Meditation dann kein Mittel zum Zweck mehr, sondern ein Hobby, das Ihnen guttut.

Fangen wir mit der schlechten Nachricht an. Bei Mönchen, die im Leben bisher über 10 000 und in einigen Fällen sogar über 30 000 Stunden meditiert haben und die mehrfach an ein- und sogar mehrjährigen Meditationsretreats teilgenommen hatten, konnten Forscher in den USA deutliche Veränderungen der Gehirnstruktur und auch der Denkweise feststellen. In ihren Gehirnen lassen sich sogar im Ruhezustand intensive Gammawellen feststellen, die wir Normalos bestenfalls mal beim konzentrierten Lernen erzeugen können, wenn unser Gehirn optimal bei der Sache ist.

Nun weiß man natürlich nicht:

- Waren die Hirne der Mönche schon immer so, und *deswegen* sind sie Mönche geworden und haben so viel meditiert? Das ist unwahrscheinlich, aber nicht auszuschließen.
- Gehen die Veränderungen auf die Religion und das mönchische Leben oder speziell auf die Meditation zurück? Viel spricht für die Meditation, aber das ist nur eine plausible Hypothese.
- Würden die Veränderungen dauerhaft bestehen bleiben, auch wenn die Mönche aufhörten zu meditieren? Oder wie schnell würden sie sich zurückbilden?

All das ist für uns aber nicht so wichtig, denn schon 10 000 Stunden Meditation werden Sie sehr wahrscheinlich im Leben nicht mehr schaffen: Das wäre knapp eine Stunde am Tag für die nächsten dreißig Jahre!

Auch hier hilft wieder der Vergleich mit Sport und Sprachenlernen, um die Situation einzuordnen. Wenn Sie Weltmeister in irgendwas werden oder eine Sprache akzentfrei beherrschen wollen, müssen Sie die entsprechenden Fähigkeiten bis etwa zum 16. Lebensjahr erlernt haben. Danach kann man sich zwar noch deutlich verbessern oder auch neu einsteigen. Aber wer erst mit zwanzig, dreißig oder vierzig anfängt, Mandarin oder Tennis zu lernen, wird nicht mehr Wimbledon-Sieger und nie wie ein Chinese klingen.

Okay. Damit müssen wir in vielen Bereichen ohnehin leben, da kommt es auf einen mehr oder weniger nicht an.

Leider konnte in der Forschung bisher noch nicht gezeigt werden, ob sich die positiven Veränderungen bei den Mönchen, soweit sie denn überhaupt auf die Meditation zurückzuführen sind, Stück für Stück einstellen, oder ob es gewisse Schwellen gibt. Dazu müsste man sie ein Leben lang wissenschaftlich begleiten und immer wieder ihre Hirnaktivitäten messen. Und wir benötigten zudem eine entsprechende Kontrollgruppe, die ein ähnliches Leben lebt, damit ähnlich zufrieden ist, aber nicht regelmäßig meditiert.

Vorsichtig formuliert: Es wird noch eine Weile dauern, bis diese Daten vorliegen.

Vergleichen wir es mal mit Rauchen oder Alkoholkonsum. Natürlich wissen inzwischen alle, dass nach soundso vielen Tagen Nichtrauchen beziehungsweise Nichttrinken der Körper »so gesund ist wie vorher«, »so gesund, als hätte man nie geraucht/getrunken«, oder jedenfalls so gesund, wie es halt noch geht. Ist man dann nach der halben Zeit auch schon halb gesund? Und nach einem Tag wenigstens etwas gesünder als gestern oder nach einer Stunde auch schon ein kleines bisschen gesünder?

Ich fürchte, so funktionieren unsere Körper nicht.

Das ist ein weiterer Grund, warum ich dazu rate, eine Meditationsform zu finden, die Ihnen zusagt. Wenn Sie einfach nur verbittert nicht rauchen oder nicht trinken, mag das gut für Ihren Körper sein, aber noch nicht automatisch für Ihre Psyche. Wenn Sie hingegen happy sind damit, was Sie anstellen, statt im Regen hinterm Haus vor sich hin zu qualmen – dann tun Sie Ihrem Körper *und* Ihrem Geist etwas Gutes. Und genau deswegen wird es Ihnen leichterfallen, durchzuhalten.

Das Prinzip gilt analog für Essen, Sport, Lernen, Arbeit … eigentlich alles.

Wenn Sie verheiratet bleiben wegen der Kinder oder weil Ihr Partner auf Partys so einen tollen Armschmuck abgibt – in Ordnung. Sind Sie aber *unzufrieden* mit Ihrer eigenen Entscheidung, verheiratet zu bleiben, obwohl Sie Kinder haben oder Ihr Partner viel hermacht – dann wird es für Sie eben letztlich doch nicht in Ordnung sein.

Lohnt sich der Einsatz?

Vergleichen wir es wieder einmal mit dem Sprachenlernen. Schon ein paar Worte wie »Bitte«, »Danke« und »Guten Tag« können den Urlaub versüßen. Sie haben also einen positiven Effekt für Hirn und Herz. Andererseits kann man auch argumentieren: Mit den paar Phrasen kann man nicht mal nach dem Weg fragen und schon gar keine noch so einfache Unterhaltung führen – also was soll's, die Mühe sollte man sich sparen.

Ähnlich ist es, wieder mal, im Sport. Von einmal joggen werden Sie nicht fit, eine Tageskarte fürs Stadtbad kuriert weder Kurzatmigkeit noch Rückenschmerzen. Aber man muss eben auch nicht auf Olympianiveau trainieren, um positive Effekte für sich einzufahren!

Bei der Meditation gibt es keine ausreichend belastbaren Studien, um sicher sagen zu können, in welchem Verhältnis Einsatz und Ertrag stehen – also nach wie vielen

Minuten, Stunden, Tagen oder Jahren des Meditierens Sie mit welchen Vorteilen rechnen können.

Manche Menschen fühlen sich bereits beim ersten Meditieren besser, entspannter, innerlich ruhiger. Ist das nun »falsch«, kann das gar nicht sein, oder ist es zumindest Einbildung?

Über die Jahrzehnte wurden zahlreiche Studien vorgelegt, die erste neuronale Veränderungen bereits im Rahmen der ersten Meditationsversuche ausmachten. Handelt es sich dabei um Einzelfälle, um Zufall, um Messfehler? Haben die Veränderungen Bestand, oder sind sie flüchtig?

Eingebürgert hat sich in der westlichen Meditationsszene die Annahme, dass innerhalb von acht Wochen zumindest die Grundlage für entscheidende Veränderungen gelegt werden kann. Das geht wohl vor allem darauf zurück, dass das klassische MBSR-Programm, dessen Erfolge wissenschaftlich gut dokumentiert sind, acht Wochen dauert. Aber würden vielleicht auch sieben Wochen reichen? Oder wären zehn Wochen besser?

Wir wissen es nicht.

Dazu kommen auch noch zwei weit verbreitete Annahmen:

1. Man braucht 10 000 Stunden Übung, um Exzellenz (in einem beliebigen Bereich) zu erlangen.
2. Es dauert 21 Tage, eine neue Gewohnheit anzunehmen.

Beide sprechen dafür, dass positive Veränderungen schrittweise vor sich gehen und eine Frage der Ausdauer sind. Allerdings handelt es sich in beiden Fällen um Missverständnisse.

Die 10 000-Stunden-Regel geht auf Untersuchungen des schwedischen Psychologen Anders Ericsson zurück, die Bestsellerautor Malcolm Gladwell in seinem Buch *Überflieger* interpretierte. Er behauptete, man müsse zwanzig Jahre lang täglich 90 Minuten üben, um sich Weltklasse-Fähigkeiten anzueignen, egal, ob im Geigen, in Medizin oder als Schachspieler. Nun ist das erstens nur Statistik, denn manche Menschen brauchen viel länger, um etwas gut zu können, andere schaffen es weit schneller. Zweitens ist die Qualität des Unterrichts wichtiger als die Quantität.

Weniger markig formulierte es Gladwell, er stellte eigentlich nur fest: Je intensiver und interessierter wir etwas üben, desto besser werden wir darin. Aber das ist nun auch keine so revolutionäre Erkenntnis.

Die 21-Tage-Regel für neue Gewohnheiten geht auf den US-Schönheitschirurgen Maxwell Maltz zurück. Ihm fiel auf, dass seine Patienten mindestens (!) 21 Tage brauchten, um sich an ihren neuen Look zu gewöhnen, zum Beispiel die kleinere Nase. Auch nach Amputationen verspürten Patienten etwa drei Wochen lang Phantomschmerzen im nicht mehr vorhandenen Körperteil. Daraus schloss Maltz, dass es wohl mindestens 21 Tage dauern würde, bis wir ein neues Selbstbild geformt hätten.

Nun ist die Akzeptanz des eigenen Aussehens oder einer körperlichen Veränderung aber keine Gewohnheit. Echte Gewohnheiten wie die morgendliche Meditation brauchen im Durchschnitt ganze 66 Tage, um uns in Fleisch und Blut überzugehen. Und auch hier gilt wieder: Das konkrete Ergebnis hängt von den Personen, den Gewohnheiten und den Umständen ab!

Und wie lange dauert es, bis unser Gehirn die »Gewohnheit« des Meditierens in der neuronalen Struktur abbildet? Wir wissen es nicht.

Einfluss auf das Handeln, nicht auf das Ergebnis

Aber all diese knackigen Zahlen – acht Wochen, 10 000 Stunden, 21 Tage – machen es uns leicht, glauben zu wollen, dass Meditation recht zügig Ertrag abwerfen sollte. So wie eigentlich alles im Leben.

Sich von dieser Hoffnung ganz grundsätzlich verabschieden zu können ist vielleicht einer der wichtigsten Effekte der Meditation. Denn es geht meiner Ansicht nach nicht darum, etwas *richtig* zu machen. Sondern mit sich und der Welt möglichst in Einklang zu kommen, eine Art Grundzufriedenheit zu erreichen.

Heißt für mich: Ich kann nicht einschätzen, wie schnell Meditation und wie gut auf meinen Geist und meinen Körper wirkt. Ich darf aber wohl davon ausgehen, *dass* sie es tut. Wenn mir nun das Meditieren als solches auch Freude macht oder mich wenigstens nicht furchtbar nervt, ist alles okay, und es kommt auf ein paar Tage, Wochen oder Monate nicht an.

Dieser Gedanke lässt sich leichter verstehen, wenn wir einen Blick auf die religiöse Grundlage vieler Meditationen werfen: den Buddhismus. Der Buddha soll gesagt haben, dass ein Großteil des Leides im Leben (heute würden wir vielleicht sagen: der Unzufriedenheit) auf das Anhaften zurückzuführen sei. Anhaften bedeutet einerseits »behalten wollen«, andererseits »haben wollen«. Wir hängen an unseren Wünschen, wir wollen unsere Ziele gern erreichen, und wir möchten auf alle Fälle nichts hergeben von dem, was wir haben, sei es Besitz oder Status.

»Jeder ist seines Glückes Schmied« heißt es, und das Sprichwort wird meist so verstanden, dass man sich nur ausreichend anstrengen muss (etwa 10 000 Stunden lang), dann wird sich der Erfolg früher oder später einstellen, die Arbeit wird sich gelohnt haben. Also ackern wir jetzt für später. Das ist das Grundprinzip vieler unserer Entscheidungen: Ich tue *jetzt* etwas Anstrengendes, um *später* die Früchte zu ernten. Und oft ist es ja auch unumgänglich, jetzt etwas zu tun, wenn wir später etwas Bestimmtes haben oder erleben wollen.

Der Buddha will uns im Grunde bewusst machen, dass wir trotz allen Bemühens keine Kontrolle darüber haben, was in Zukunft passiert. Es gibt keinen *ausschließlich* kausalen Zusammenhang zwischen unserem Handeln jetzt und einem Geschehen in der Zukunft.

Das liegt an den Unwägbarkeiten des Lebens. Sie lernen Buchhändler, übernehmen die gut gehende Buchhandlung Ihrer Eltern, und dann erfindet jemand Amazon. Dumm gelaufen. Sie sparen für den Urlaub Ihres Lebens, und dann regnet es dort. Schade. Sie rauchen nicht und trinken nicht und sterben trotzdem früher als Ihr Nachbar, der täglich torkelnd vor sich hin qualmt. Mist.

Natürlich haben wir *Einfluss* auf die Zukunft. Aber wir können ein bestimmtes Ergebnis nicht erzwingen, sondern nur erhoffen und seine Eintrittswahrscheinlichkeit erhöhen.

Um zu erkennen, worin hier das Problem besteht, muss man kein Buddhist sein: Wir haben in der Hand, was wir jetzt tun, aber wir haben nicht in der Hand, was tatsächlich in der Zukunft geschehen wird. Wer Dinge nur tut, weil sie später etwas Bestimmtes bringen sollen, wird zwangsläufig oft enttäuscht werden.

Beim Meditieren merkt man recht schnell: Manchmal setzt man sich hin, und der Geist kommt leicht und schnell zur Ruhe. Dann wieder gelingt das gar nicht. Auf

die Dauer bekommt man etwas mehr Übung, gleicherma-
ßen im Fokussieren des Geistes wie im Aushalten, wenn
das nicht gelingt.

Wir erleben also: Wir können beeinflussen, was wir tun.
So können wir uns entscheiden, zu meditieren. Aber wir
können nicht endgültig beeinflussen, wie es ausgeht – mal
beruhigen sich unsere Gedanken, mal nicht.

Es ist demnach eher unergiebig, mit dem Meditieren
zu beginnen, um verbindlich einen vorgegebenen gesundheitlichen Effekt zu erzielen. Das ist so, als ob ein Fünf-
jähriger in den Fußballverein geht, um später in der Na-
tionalmannschaft zu kicken. Kann klappen, muss aber
nicht.

Langer Rede kurzer Sinn: Die Datenlage über die langfristigen positiven Vorteile der Meditation außerhalb eines
religiösen Kontextes ist dünn. Es gibt gute Gründe, davon
auszugehen, dass auch mein und Ihr Gehirn sich in Richtung der Mönchshirne bewegen wird. Aktuell geht man
davon aus, dass dies nicht linear von der ersten Meditationssitzung an erfolgt, sondern dass es immer wieder einmal
Sprünge gibt, an denen sich Gelerntes manifestiert – im
Sinne von »jetzt hab ich's«. Ist im Sport und bei Fremd-
sprachen ja auch so.

Trotzdem kriegen wir die tollen Hirnwellen eines meditativen Mönchslebens wohl nicht mehr hin. Wir werden
ganz einfach nicht mehr so cool wie der Dalai Lama. Müssen wir mit leben.

Diesen Downer wollte ich erst mal hinter uns bringen, um
überhöhte Erwartungen auszubremsen. Ab jetzt geht es
darum, was für Normalmenschen mit überschaubarem
Zeiteinsatz erreichbar ist – und wie.

Meditation hat Effekte in mehreren Bereichen:
- unmittelbar auf Geist und Körper,
- mittelfristig auf die Gesundheit und das Verhalten,
- langfristig auf die Organe und die Weltsicht.

Auch Nichtstun hilft

In der Psychotherapie geschehen die wichtigen Veränderungen nicht in den Behandlungssitzungen, sondern
dazwischen. Wenn wir uns auf die Interaktion mit dem
Fachmann einlassen, erledigt unser (Unter-)Bewusstsein
in der »freien« Zeit den Rest. Deshalb können Sie fünf-
undzwanzig Therapiestunden nicht effektiver als einwö-
chige Schnellkur absolvieren.

Ähnlich ist es bei der Meditation. In einem gewissen
Maße kann man durchaus so etwas sagen wie: »Ihr Körper
weiß, was gut für Sie ist.« Wenn Sie sich also 10 bis 20 Minuten nehmen und Geist und Körper gezielt zur Ruhe
kommen lassen, dann werden Sie auf einmal Dinge wahrnehmen, die zuvor durch das ständige Tun überlagert waren. Vielleicht sind das körperliche Schmerzen, vielleicht
sind es Emotionen, vielleicht fällt Ihnen auf, wie unruhig
Ihr Geist ist. Möglicherweise bemerken Sie erstmals, was
Sie »im Hintergrund« denken, wie Sie die Welt sehen.
Vielleicht stellen Sie auch fest, dass Sie sich momentan
ganz wohlfühlen. Sie lernen sich also Meditation für Meditation besser kennen, bemerken ein wenig genauer, wie
es Ihnen gerade geht.

Körper und Geist profitieren unmittelbar von diesen
aktiven Pausen. Denn Meditation ist nicht dasselbe wie
ein Mittagsschlaf oder zwei Folgen Ihrer Lieblingsserie.
Das direkte Ziel des Meditierens besteht darin, genauer

wahrzunehmen, was gerade *ist.* Wie Sie sich fühlen, was Sie fühlen, was Sie denken, ob Sie die Gedanken auch mal einfach davonziehen lassen können, was Sie stresst, was Sie freut, woran Sie hängen, was Sie motiviert, was Ihnen Sorgen macht, welche Gefühle sich körperlich ausdrücken.

Zu lernen, eine Weile still zu sein, still zu sitzen, die eigenen Gedanken und Gefühle auszuhalten, ohne sofort etwas gegen sie oder durch sie angetrieben zu unternehmen – das allein führt schon zu Veränderungen im Leben. Denn Sie werden merken: Es ist tatsächlich ganz okay, wenn Sie einfach nur *da sind.* Für manche Menschen ist das selbstverständlich und recht angenehm, für andere komplett neu und überraschend, denn sie sind insgeheim der Auffassung, sie müssten sich Liebe und ihr Aufenthaltsrecht auf der Welt ständig erarbeiten. Zehn Minuten lang nichts zu leisten, ohne dass davon die Welt untergeht oder alle sauer auf einen sind, ist dann eine wesentliche und auf die Dauer sehr entlastende Erfahrung.

Überhaupt ist es eine wichtige Feststellung, nicht auf jeden Impuls gleich reagieren zu müssen, ihn entweder abzuwehren oder auszuführen. Man kann auch mal abwarten, ohne dass etwas Schlimmes geschieht. Das macht mit der Zeit ruhiger – und diese innere Ruhe ist eine Qualität, die wir bei Freunden, Vorgesetzten und Vorbildern sehr schätzen.

Auch die eigene körperliche Befindlichkeit genauer wahrzunehmen kann hilfreich sein. Vielleicht stellen Sie fest, wie unwohl Sie sich in Ihrem Körper fühlen, was Sie sonst immer schnell durch Geschäftigkeit oder eine Tüte Chips übertönen können. Möglicherweise machen Sie auch die Erfahrung, dass es absolut in Ordnung ist, in diesem Körper eine Weile dazusitzen, einfach so. Oder sogar beides. Gerade das Entdecken und Aushalten von Ambivalenz ist eines der interessantesten Elemente in der Meditation.

Wenn Sie einige Male erlebt haben, dass Sie tatsächlich 10 oder 20 Minuten still sitzen können, ohne Textnachrichten zu checken, ohne sich am Hintern zu kratzen, ohne Pläne zu machen, dann können Sie auch beim Arzt oder in der Supermarktschlange stehen, ohne sich darüber groß aufzuregen. Es mag sein, dass es Sie stresst, warten zu müssen, vielleicht führt Ihre Verspätung sogar wirklich zu unerfreulichen Konsequenzen – und zugleich kann Ihnen bewusst sein, dass es nun mal so ist, wie es ist, Sie können es auch nicht dadurch ändern, dass Sie sich ein Magengeschwür ärgern. Diese Gleichzeitigkeit einander scheinbar widersprechender Einschätzungen empfinde ich als entlastend, weil ich nicht mehr gezwungen bin, mich zu entscheiden. Ich kann etwas blöd finden, kann wahrnehmen, dass ich es blöd finde, und damit hat sich's – jedenfalls manchmal.

Solche und ähnliche Effekte werden Sie mithilfe jeder Meditationsform erleben, und zwar sehr wahrscheinlich recht schnell. Die sogenannten anekdotischen Berichte, die auf den tatsächlichen Erfahrungen von Menschen beruhen (im Gegensatz zu Studien und statistischen Durchschnittsauswertungen), sprechen dafür, dass es nur einige Wochen dauert, bis Sie außerhalb der unmittelbaren Meditation, also bei der Arbeit, im Alltag oder in Interaktionen mit anderen Menschen, das Gefühl haben werden: Hey, ich sehe die Welt irgendwie anders als bisher – und das tut mir gut.

Mal geht es rauf, mal geht es runter

Oft wird betont, dass wir im Rahmen der Meditation negative Empfindungen und Gedanken bemerken könnten, die wir sonst überspielen oder verdrängen. Und dass das gut für uns wäre, eine Art Therapie ohne Therapeut. Dabei wird dann schnell übersehen, dass wir beim Meditieren genauso gut unerwartete positive Erfahrungen machen können. Vielleicht stellen Sie fest, wie verliebt Sie sind, wie angenehm Ihnen das Wetter gerade ist, dass im Job alles smooth läuft. Und die Achtsamkeit, die wir beim Meditieren schulen, sorgt möglicherweise dafür, dass Sie später am Tag die Blumen in der Vase oder am Wegesrand oder beim Blumenhändler bemerken und sich an ihnen freuen oder dass Sie ein Gespräch mit einem Freund oder einer Freundin (oder auch dem Boss) bewusster führen, wirklich präsent sind.

Also: 1) Keine Angst vor dem Meditieren, es wird keine Lawine an bisher nicht gefühlten Scheußlichkeiten auf Sie einstürzen, sondern Sie werden einfach nur bewusst wahrnehmen, was Sie ohnehin schon wahrnehmen. 2) Auch wenn es angenehme Gedanken oder Gefühle sind, besteht unsere Aufgabe darin, sie wahrzunehmen und ziehen zu lassen, statt sie festhalten und weiter genießen zu wollen. Hier sind wir wieder beim Anhaften: Wir wollen Schlechtes vermeiden, hängen also an unserer Vorstellung davon, was schön wäre, und wir wollen eben auch Schönes behalten. Beides ist verständlich, aber de facto nicht machbar. Wir können zukünftige Erfahrungen nicht erzwingen oder kontrollieren, weder Freude noch Leid. Das mag uns nicht gefallen und unpraktisch sein, aber es ist so.

Sehr wohl können wir versuchen, zu planen und die richtigen Dinge zu tun, um das Ziel zu erreichen, das wir gern hätten. Auch der Dalai Lama wünscht sich Dinge, wie die Befreiung Tibets von der chinesischen Besetzung, und setzt sich für deren Realisierung ein!

Es ist völlig in Ordnung, sich Sachen zu wünschen oder vermeiden zu wollen. In der Meditation üben wir »nur«, *jetzt gerade* mal nicht an diesem oder jenem Gedanken festzuhalten, sondern sie alle anzuerkennen und immer wieder davonziehen zu lassen. Einen nach dem anderen. Bis die Gedanken und Gefühle irgendwann ein wenig langsamer werden und der Raum zwischen ihnen etwas deutlicher sichtbar wird.

Mit der Zeit überträgt sich diese Fähigkeit auf den Alltag und macht uns weniger »reaktiv«. Das bedeutet, wir folgen nicht mehr jedem Impuls, jeder Aufforderung unserer inneren Stimme, jedem Trigger des Lebens. Wir reagieren nicht mehr zwanghaft wie pawlowsche Hunde auf die Reize des Lebens.

So lernen wir beispielsweise Wutausbrüche oder Schüchternheit zu lindern, nicht mehr auf Autopilot eine Packung Eiscreme leer zu futtern oder auch die Anspannung in Meetings oder bei Besuchen der Eltern genauer zu untersuchen und nicht mehr direkt in Selbstvorwürfe zu übersetzen. Ärzte, Polizisten oder Lehrer können dahin kommen, Stressfaktoren zu erkennen und sie entweder im jeweiligen Moment oder auch rückblickend besser zu bewältigen.

Diesen Effekt bringen alle gängigen Meditationsformen mit sich. Doch abhängig von dem jeweiligen Problem und Ziel können jedoch manche besser geeignet sein, um die gewünschten Ergebnisse zu fördern.

Womit sich die Katze ein wenig in den Schwanz beißt. Einerseits empfehle ich Ihnen, nicht zu meditieren, *um* bestimmte Ziele zu erreichen, sondern die Gewohnheit einfach in Ihren Alltag zu integrieren. Andererseits liste ich in diesem Kapitel die Methoden auf, die *statistisch gesehen* mit größerer Wahrscheinlichkeit zu Ihrem Motiv passen, überhaupt meditieren zu wollen. Meiner Ansicht nach ist beides richtig. Manche Laufschuhe sind eher für Tempo gebaut, andere für lange Strecken. Manche Sprachlernkurse richten sich an Urlauber, andere an Übersetzer. Ohne Motivation tun wir gar nichts, und jede Motivation benötigt ein Ziel. Insofern kommen wir um ein Ziel und eine Motivation für das Meditieren nicht herum.

Meine Hoffnung ist, dass Sie mir entweder glauben oder recht schnell bemerken werden: Meditation führt nicht auf direktem Weg ans Ziel, sondern kann es nur als Nebenwirkung erzeugen. Daher ist es sinnvoll, eine passende Meditationspraxis auszuwählen, die Ihnen aber eben auch in sich und aus sich heraus vielleicht nicht jeden Tag, aber zumindest grundsätzlich angenehm ist. Denn sonst meditieren Sie wahrscheinlich gar nicht.

Eine Meditationsmethode wählen

In unserer Auswahl einer Meditationsmethode sind wir im Regelfall begrenzt durch das Angebot. Regelmäßige Meditationen bei einem Ihnen sympathischen Lehrer im preisgünstigen Yoga-Studio um die Ecke sind viel sinnvoller und hilfreicher als seltene Meditationen für viel Geld bei einem berühmten, aber unsympathischen Guru zwei Großstädte weiter. Oder, wie man so schön sagt: »Perfect is the enemy of done«, auf Deutsch: »Perfektion ist der Feind des Erledigens«. Etwas also perfekt machen zu wollen führt vor allem dazu, es nicht fertig zu bekommen.

Kurzfristig können Sie von jeder Meditationsform, die Ihnen zusagt, profitieren, denn alle Methoden beruhigen

Körper und Geist. Nicht unbedingt stellt sich sofort eine Entspannung ein, aber auf alle Fälle werden Sie zunächst einmal ruhiger. Und genau das ermöglicht Ihnen überhaupt erst, Anspannungen wahrzunehmen und sie dann auch loszulassen zu können.

Die Idee dahinter ähnelt wiederum der Psychotherapie: Erst wenn man (an)erkennt, wie es momentan *ist,* kann man es ändern. Anders formuliert: Die Reiseroute von A nach B nützt Ihnen nur dann, wenn Sie auch in A losfahren und nicht in C.

Wichtig ist, dass Sie diesen grundlegenden Einstieg in der von Ihnen gewählten Methode verinnerlichen. Sofern Sie später einmal ein ganz bestimmtes Thema bearbeiten möchten, können Sie zusätzlich Meditationen nutzen, die Ihnen genau bei Ihrem Thema helfen. Denn es gibt auch spezielle Übungen, die man nicht regelmäßig, sondern nur bei Bedarf durchführt. So lassen sich mithilfe der R.A.I.N.-Meditation aktuelle Probleme oder Sorgen untersuchen. Oder mit der traditionellen *Tonglen*-Meditation versucht man, sich in die Schwierigkeiten anderer einzufühlen, etwa bei Krisen in der Partnerschaft, mit dem Chef oder mit Kindern. Diese Meditationen können ein Licht auf schwierige Situationen werfen und auch Therapien in fruchtbarer Weise ergänzen. Jedoch sind sie, wie schon gesagt, kein Ersatz für eine Psychotherapie oder medizinische Behandlung.

Die soziologische oder psychologische Effektivität dieser speziellen Meditationen ist nicht in Studien erwiesen, aber unter Meditationslehrern anerkannt. Probieren Sie es aus, wenn Sie möchten. Es ist einfach eine möglicherweise ungewohnte, aber sehr offene und menschliche Art, unsere Situation so wahrzunehmen, wie sie – ohnehin schon – ist.

Was sich beim Meditieren im Gehirn verändert

Meditation kann als Vorsorge empfohlen werden, aber auch, um bereits vorhandene Probleme zu lindern. Es gibt vielerlei Motivationen, um mit der Meditation zu beginnen, beispielsweise der Wunsch, im Alltag etwas Ruhe zu finden, besser mit den Symptomen einer Erkrankung umgehen zu können oder auch eigene Reaktionsweisen zu verändern. Wenn Sie überlegen, ob Sie meditieren sollten, oder wenn Sie nach einer für Sie geeigneten Meditationsform suchen, bringen Sie also sehr wahrscheinlich ein bestimmtes Bedürfnis mit.

Zu den häufigsten Motivationen oder Auslösern gehören:
- Stressreduktion
- Stärkung der Resilienz
- Burn-out-Prävention
- Begleitung einer Depressionsbehandlung
- Wutausbrüche
- Ungeduld
- pessimistische Weltsicht, übermäßige Sorgen
- chronische Schmerzen
- Schlafprobleme
- Konzentrationsschwäche
- Tinnitus
- Kopfschmerzen
- Stärkung des Immunsystems

Viele Menschen beginnen zudem zu meditieren, weil sie glücklicher werden wollen – und in zahlreichen Fachzeitschriften und Büchern wird behauptet, das sei möglich. Wir werden dazu ganz am Ende dieses Kapitels kommen.

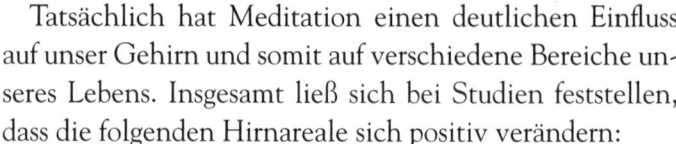

Tatsächlich hat Meditation einen deutlichen Einfluss auf unser Gehirn und somit auf verschiedene Bereiche unseres Lebens. Insgesamt ließ sich bei Studien feststellen, dass die folgenden Hirnareale sich positiv verändern:

- die Inselrinde, zuständig für die emotionale Selbstwahrnehmung, arbeitet präziser
- der *primärmotorische Kortex,* mit dessen Hilfe wir beispielsweise Berührungen wahrnehmen
- Teile des *präfrontalen Kortex,* die für aufmerksame Wahrnehmung sowie die Reflexion unseres Tuns zuständig sind, sowie Bereiche, die unsere Selbstregulation steuern
- Teile des *Gyrus cinguli,* der zum limbischen System gehört und ebenfalls für die Selbstregulation von Emotionen zuständig ist
- die *Amygdala,* unser »Frühwarnsystem«, wird beruhigt und kann besser zwischen »Ernstfall« und »Fehlalarm« unterscheiden
- der *Hippocampus,* beteiligt am Formen von Erinnerungen sowie emotionaler Reaktionen
- das *Fasciculus longitudinalis superior* (SLF), ein dreiteiliges Faserbündel, das den unteren *Parietalkortex* und den *Temporalkortex* mit dem *Frontalkortex* verbindet, sowie das *Corpus Callosum,* das die beiden Hemisphären des Großhirns verbindet

Verschiedene Wirkungen von Meditationen

Verschiedene Meditationen setzen dabei verschiedene Schwerpunkte. Manche kultivieren gezielt eine bestimmte emotionale Ausrichtung, andere lassen alles, wie es ist.

Wie Quantenphysiker festgestellt haben, verändert schon die Beobachtung das Ergebnis von Experimenten. Das trifft auch auf die Meditation zu: Wenn wir immer wieder einmal in ruhigen Momenten unseren intensiven Emotionen begegnen, können wir uns mit ihnen anfreunden, sie besser verstehen, finden für sie einen Platz im Leben, und auf einmal, nach ein paar Wochen oder spätestens einigen Monaten, werden wir in einer Situation sein, die uns vor Kurzem noch auf die Palme gebracht oder in Panik versetzt hätte, und wir werden mit den Achseln zucken, es gar nicht mehr so wichtig finden und uns über uns selbst wundern, aber okay. Und so hat die Selbstbeobachtung das Ergebnis verändert.

Die *ReSource*-Studie

Welche unterschiedlichen Auswirkungen die verschiedenen Meditationen haben, konnten Forscherinnen am Max-Planck-Institut für Kognitions- und Neurowissenschaften in Leipzig nach sieben Jahren Vorbereitung exemplarisch beweisen. Sie ermittelten von 2013 bis 2015 in der bislang weltweit umfangreichsten Studie unter dem Titel *ReSource* die »phänomänologischen Fingerabdrücke« verschiedener Meditationsrichtungen. Das heißt, sie überprüften die These, dass sich die unterschiedlichen Auswirkungen unterschiedlicher Meditationsformen auch in der jeweils unterschiedlichen Veränderung der Gehirnstruktur zeigt. 2016 wurden die ersten Auswertungen veröffentlicht.

Gut 200 Probanden mit einem Durchschnittsalter von 41 Jahren, die zuvor noch nie meditiert hatten, erlernten nacheinander folgende Techniken:
- Atemmeditation (wie auch im MBSR eingesetzt)

- *Body-Scan*, eine Schulung der momentanen Körperwahrnehmung (wie auch im MBSR eingesetzt)
- Liebende-Güte-Meditation (auch Metta-Meditation genannt)
- Gedanken benennen (eine Art vereinfachte Vipassana-Meditation)

Die Atemmeditation und der Body-Scan wurden gemeinsam unterrichtet, sodass drei Blöcke von jeweils drei Monaten entstanden. Die Einführungen erfolgten auf dreitägigen Wochenendseminaren. Geübt wurde an sechs Tagen die Woche jeweils 30 Minuten.

Im ersten Modul wurde die Achtsamkeit geschult, im zweiten sozioaffektive Fähigkeiten wie Mitgefühl, Dankbarkeit und der Umgang mit schwierigen Gefühlen. Im dritten Modul schließlich kultivierten die Teilnehmer ihre soziokognitiven Fähigkeiten, insbesondere wurde geübt, die Sichtweise anderer Personen nachzuvollziehen. Um auszuschließen, dass die festgestellten Effekte auf bereits zuvor erlernte Fähigkeiten zurückzuführen sind, wurden die Module zeitversetzt in drei Gruppen in unterschiedlicher Reihenfolge unterrichtet.

Im ersten Modul wurde ganz klassisch allein geübt, im zweiten und dritten wurden bekannte Meditationsformen um Partnerübungen, sogenannte kontemplative Dyaden, ergänzt. Im zweiten Modul sprachen die Teilnehmer dabei hoch konzentriert über ihre Gefühle, im dritten stellten sie eine Situation aus der Perspektive eines inneren Persönlichkeitsanteils dar, wie etwa die innere besorgte Mutter, das neugierige Kind oder der strenge Richter. Das zweite Modul schulte so das Einfühlungsvermögen, das dritte darin, sich und andere besser zu verstehen.

Der Versuch war darauf ausgelegt, zu überprüfen, ob

unterschiedliche Meditationsformen zu unterschiedlichen Ergebnissen führen. Und tatsächlich ließ sich genau das beweisen: Je nach Trainingsmethode veränderten sich innerhalb von drei Monaten sowohl die Hirnstruktur in den jeweils zuständigen Bereichen als auch die zugehörigen Verhaltensweisen.

Nach jeder der drei Einheiten führten die Forscher Verhaltenstests durch, um trainingsbedingte Veränderungen festzustellen, sie kontrollierten das Stresssystem, beispielsweise die Menge des Hormons Cortisol im Speichel, und ließen MRT-Scans anfertigen.

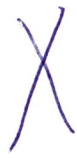

Das Ergebnis zeigte folgende Veränderungen in der Hirnstruktur und den Verhaltensweisen der Probanden: Die Atemmeditation und der Body-Scan (also: MBSR) führten zu einer Verdichtung des präfrontalen Kortex und einer Beruhigung der Amygdala. Das heißt: bessere Aufmerksamkeit bei weniger Alarm. Man erlangt die Deutungshoheit über die eigene Wahrnehmung zurück. Auch eine verbesserte Konzentration war festzustellen.

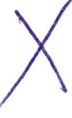

Die Metta-Meditation verbesserte sozioemotionale Fähigkeiten, und entsprechend war auch eine erhöhte Dichte des für Mitgefühl zuständigen Bereichs des Kortex festzustellen. Das Benennen von Gedanken wurde im dritten, den soziokognitiven Fähigkeiten gewidmeten Modul ergänzt durch Übungen zur Perspektivenübernahme. Dies führte zu erhöhten Sozialkompetenzen – und wiederum zu einer Verdichtung der entsprechenden Gehirnareale innerhalb von nur drei Monaten.

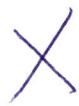

Umgekehrt waren die Veränderungen in der Hirnstruktur aus den vorhergehenden Modulen eben nach drei Monaten auch nicht mehr sichtbar. Zwar lassen sich also bei Untersuchungen von Mönchen, die zigtausend Stunden lang meditiert haben, gefestigte Aktivitäten und

Strukturen im Gehirn zeigen, die auch im Ruhezustand Auswirkungen haben. Aber auch bei denen weiß man derzeit nicht, wie lange die in der Meditation kultivierten Fähigkeiten anhielten, wenn sie aufhörten zu meditieren. Dass sie sich zurückbilden, ist sehr wahrscheinlich – auch dies analog zu Sport oder Sprachenlernen. Wenn wir aufhören zu trainieren oder zu üben beziehungsweise wenigstens das Erlernte aktiv zu nutzen, erschlaffen unsere Muskeln oder Fähigkeiten wieder.

Immerhin empfanden die Teilnehmer nach allen drei Modulen sozialen Stress in Tests subjektiv als geringer. Sie *fühlten* sich also weniger gestresst. Objektiv ließ sich das jedoch nur bei den Modulen zwei und drei belegen, denn bei den entsprechenden Abschlusstests war der Cortisolspiegel im Speichel erheblich geringer. Der Körper hatte also als Reaktion auf gezielt ausgelösten sozialen Stress weniger stark reagiert und somit weniger Hormon ausgeschüttet.

Vermutung der Forscher: Regelmäßig offen mit einer fremden Person über persönliche Eindrücke zu sprechen könnte dazu führen, dass unsere Angst vor einer negativen Fremdbeurteilung abnimmt.

Derzeit geht man davon aus, dass die positiven Effekte der Meditation nach einiger Zeit auch zwischen den einzelnen Meditationssitzungen zum Tragen kommen, aber nur wenn die Meditation weiterhin regelmäßig ausgeführt wird.

Kombinationsmöglichkeiten

Wenn Sie Ihren Stress vor allem auf soziale Interaktionen zurückführen, zum Beispiel ein schwieriges Team, einen blöden Boss oder einfach Ihre etwas sperrige Persönlichkeit, dann fahren Sie mit der Metta-Meditation besser als mit MBSR oder Vipassana-Meditation.

Faustregel: Achtsamkeitsmeditationen wie beispielsweise Atemmeditationen beruhigen die Amygdala, der »Wachhund« in Ihrem Gehirn entspannt sich ein bisschen. Eine Liebevolle-Güte-Meditation hingegen erhöht die Reaktionsbereitschaft der Amygdala auf Leid. Unser »Wachhund« wird also mitfühlender, anderen und auch uns selbst – beziehungsweise sich selbst – gegenüber. Dieser Effekt ist bereits nach nur 16 Übungsstunden sichtbar. Und je länger und öfter man übt, desto deutlicher zeigen sich die Veränderungen sowohl im Verhalten als auch in der Hirnstruktur.

Alle drei Techniken können Sie bei Bedarf, bei akuten Problemen oder aufgrund von konkreten Schwierigkeiten in der Interaktion durch Meditationsvarianten wie R.A.I.N. oder Tonglen ergänzen. (Die Anleitungen dazu finden Sie in Kapitel 4.) R.A.I.N. ist eine geradezu selbsttherapeutische Form der Meditation, mit deren Hilfe Sie eine Situation genauer untersuchen und besser akzeptieren können. Tonglen ist eine traditionelle tibetische Meditation, die sich besonders gut eignet, um sich in jemand anderen hineinzuversetzen, weshalb sie sich beispielsweise bei Streitigkeiten als sehr hilfreich erweist.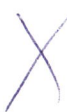

Aus der beschriebenen und etlichen anderen Untersuchungen lässt sich ablesen: Meditation ist keine »one size fits all«-Lösung, sondern Sie sollten, wenn nötig, mehrere Methoden durchprobieren, bis Sie eine gefunden haben, die Sie gern regelmäßig durchführen und die Ihnen hilft.

Gemeinsam meditieren

Meiner Ansicht nach lässt sich aus der *ReSource*-Studie noch etwas lernen: Zumindest ab und zu in der Gruppe zu meditieren ist schon deshalb eine gute Idee, weil man auf diese Weise die Geborgenheit einer ähnlich gesinnten Gemeinschaft erfährt. Und mit der Zeit ergibt sich im Vorfeld oder nach einer Meditationssitzung auch genau die Art von Gesprächen, die in der Studie gezielt vorgegeben wurde.

Denn gerade wenn Sie versuchen, sich selbst und Ihre Sicht auf die Welt besser kennenzulernen und sogar bewusst zu verändern, kann es passieren, dass Sie sich auf einmal ein wenig allein und verlassen im bisherigen Freundeskreis fühlen. Das ist nicht schlimm und kein Grund, die aktuellen Freunde nicht mehr zu treffen. Aber nicht jede und jeder hat dieselben Bedürfnisse zur selben Zeit. Daher kann es eine sehr hilfreiche Ergänzung zum Erlernen von Meditation sein, das Gespräch mit Menschen zu suchen, die offen für diese Vorgehensweise sind und sich bereitwillig über die Wahrnehmungen während und auch außerhalb der Meditation austauschen.

Bei einer Methode bleiben oder wechseln?

Übrigens wird oft empfohlen, sich nach einer Probephase für eine einzige Meditationstechnik zu entscheiden und diese langfristig zu vertiefen. Das scheint mir grundsätzlich auch sinnvoll. Egal, ob Atemmeditation, Metta- oder Vipassana-Meditation, mit jeder weiteren Sitzung verfeinert und präzisiert sich Ihre Wahrnehmung des Moments. Man wird ja auch kein Spitzensportler, indem man Sportart-Hopping betreibt, oder kein besserer Vogelkundler durch eine Jahreskarte für den Zoo.

Andererseits müssen wir ja auch weder Spitzensportler noch Spitzenmeditierende werden. Das Ziel der meisten Menschen, die zu meditieren beginnen, besteht nicht unbedingt in Weisheit, Klarheit und Erleuchtung. Sondern eher, wieder mal genau wie beim Sport oder beim Sprachenlernen, im Erlernen gewisser Grundfertigkeiten, die einen bestimmten Nutzen mit sich bringen.

Konkret: Ich muss kein Weltklasse-Tennis spielen, um mich am Wochenende bei einem Match mit Freunden fit zu halten. Und ich kann mich darüber freuen, auf Spanisch nach dem Weg fragen oder im Restaurant bestellen zu können, auch wenn ich nicht flüssig Pablo Neruda im Original lesen kann.

Wenn Sie sich mit einer Meditationsart wohlfühlen, spricht überhaupt nichts dagegen, dieser treu zu bleiben. Sofern Sie jedoch beispielsweise nach der Atemmeditation oder dem Body-Scan eine größere innere Ruhe empfinden, aber sich nach der Metta-Meditation glücklicher und anderen gegenüber offener fühlen, können Sie meiner Ansicht nach diese Formen je nach Bedarf abwechselnd nutzen. (Tatsächlich wird auch das beliebte MBSR von Gründer Jon Kabat-Zinn gar nicht so eng ausgelegt, wie es oft unterrichtet wird – auf seinen eigenen Anleitungs-CDs finden sich Metta-Meditationen und sogar einige Meditationen offenen Gewahrseins, die sehr an Vipassana-Meditation erinnern.)

Einen Nachteil hat so ein Methodenwechsel jedoch: Wenn Sie jedes Mal entscheiden müssen, wie Sie heute meditieren, erschwert das die Routine und ist ein weiterer Anlass, doch etwas anderes zu machen. Deshalb schlage ich vor, sich je nach Bedürfnissen und Vorlieben für eine

Basis-Meditation zu entscheiden und von dieser nur abzuweichen, wenn es im jeweiligen Moment gute Gründe dafür gibt. Ich möchte bloß die Lanze dafür brechen, dass es eben wirklich auch angemessen sein kann, nicht nur beinhart eine Methode zu nutzen, sondern zum Beispiel zwei Methoden, die sich gut ergänzen.

Letztlich ist es wie mit Diäten oder Lernmethoden: Was für mich funktioniert, muss für Sie nicht richtig sein, umgekehrt ebenso, aber wir können vielleicht voneinander lernen.

Atemmeditation als Einstieg

Ein weiteres Ergebnis der Leipziger Untersuchung: Atemmeditationen wurden regelmäßiger durchgeführt als alle anderen angebotenen Meditationsformen. Der Grund dafür mag sein, dass sie einfacher zu erlernen und durchzuführen sind, weswegen sie im Regelfall zum Einstieg genutzt werden, so auch in den Anleitungen im folgenden Kapitel dieses Buches.

Wenn Sie also mit möglichst geringem Aufwand einen möglichst großen Effekt erzielen wollen, sollte Ihr Vorsatz darin bestehen, regelmäßig Atemmeditationen durchzuführen. »Upgraden« können Sie später immer noch. Und: Studienteilnehmern, die direkt mit der Metta- oder der Vipassana-Meditation eingestiegen sind, ohne zuvor Atemmeditationen durchzuführen, waren nach dem Meditieren erschöpfter, denn ihnen fiel es deutlich schwerer, sich gleichzeitig ihrer Gedanken und des gegenwärtigen Moments bewusst zu sein.

Beginnen Sie mit der Atemmeditation und bleiben vorerst auch dabei, dann sind Ihre Chancen auf weniger Stress und positive gesundheitliche Wirkungen am größten. Denn wenn Sie die optimale Meditation für sich (falls es die denn gibt) *nicht* durchführen, bringt das natürlich erheblich weniger als eine Atemmeditation, die Sie auch wirklich machen!

Es gibt verschiedene Gründe, um mit der Meditation zu beginnen. Vielleicht möchten Sie Stress reduzieren, besser schlafen oder etwas für Ihre Herzgesundheit tun. Im weiteren Verlauf des Kapitels möchte ich Ihnen das Rüstzeug an die Hand geben, eine für Sie geeignete Meditationsform zu finden. Daher werde ich nun auf die häufigsten Beweggründe eingehen und dazu passende Meditationsarten vorstellen. Sie werden auch die Wirkweisen der einzelnen Meditationen kennenlernen und erfahren, welche positiven Änderungen Sie erwarten dürfen.

Besserer Umgang mit Stress

Das Gefühl, unter Stress zu stehen, und der Wunsch, besser mit Stress umgehen zu können, ist für viele Menschen einer der Hauptgründe, sich der Meditation zuzuwenden. Wie wir die Welt wahrnehmen, inwieweit wir zum Beispiel in bestimmten Situationen Stress oder Angst empfinden, hat mit unserem Gehirn zu tun. Meditation wirkt auf die Aktivität des Gehirns und kann unseren Umgang mit Stress positiv beeinflussen.

Wie Stress und Angst auf das Gehirn wirken

Die Amygdala, wegen ihrer Form und Größe auch Mandelkern genannt, ist im Gehirn zuständig für die emotionale Bewertung auftretender Situationen. Je aktiver die

Amygdala ist, desto beängstigender erscheint uns die Welt. Oder umgekehrt: Je beängstigender uns die Welt erscheint, desto aktiver wird die Amygdala.

Nun nehmen aber zwei Menschen dieselbe Situation nie gleich wahr. Und unter normalen Umständen, wenn wir uns also nicht in drohender Gefahr befinden, *ist* eine Situation nicht objektiv beängstigend oder nicht, sondern wir *bewerten* sie nur so. Zumindest unterscheidet sich von Person zu Person, *wie* beängstigend wir eine Situation einschätzen.

Angst aber ist nichts, worüber wir ein Weilchen nachdenken können, um schließlich zu einer informierten Entscheidung zu gelangen. Angst muss schnell verarbeitet werden, weil möglicherweise eine schnelle Reaktion erforderlich ist. Vielleicht müssen wir wegrennen, uns verstecken oder kämpfen!

Dafür ist daher das sogenannte Reptilienhirn zuständig. Ich finde diese unwissenschaftliche Bezeichnung unserer primitivsten Hirnbereiche deswegen sehr hilfreich, weil man leicht verstehen kann, was passiert. Haben Sie schon mal im Urlaub eine kleine Eidechse davonflitzen sehen? Jetzt ist sie da – zack, ist sie weg! Ungefähr so funktioniert unser Schreckmoment. Wir erschrecken, und die entsprechenden Hormone werden in unser Blut ausgeschüttet, lange bevor wir bemerken und begreifen, dass wir uns erschrocken haben. Wenn wir »Schreck« wahrnehmen, schaltet das Reptilienhirn auf Alarm, die Amygdala ebenfalls, und los geht der wilde Ritt!

Weil das auf die Dauer ermüdend ist, und weil wir normalerweise nicht wegrennen und die ausgeschütteten Hormone wieder abbauen, gewöhnen sich viele von uns an einen solchen Stresslevel. Wir leben also auch im Job, in der Familie oder in der Gesellschaft in ständiger Angst und Sorge – verdrängen und unterdrücken das aber.

Eine der wichtigsten Beobachtungen von Forschern in Bezug auf Meditation besteht nun darin, dass die Amygdala sich beruhigt. Zeigt man Testpersonen beängstigende Fotos, so ist auf Hirnscans zu sehen, dass die Amygdala sofort anspringt. Führen dieselben Personen jedoch Achtsamkeitsmeditationen durch, während die Bilder gezeigt werden, fällt die Reaktion der Amygdala deutlich milder aus, der Schock über die Bilder ist also geringer.

Verglichen wurden bei diesen Untersuchungen Probanden, die eine Woche lang täglich 20 Minuten Achtsamkeitsmeditation eingeübt hatten, mit Personen, die noch nie meditiert hatten. Schon nach einer sehr kurzen Übungszeit ließ sich also ein Unterschied der Hirnaktivität nachweisen. Allerdings trat er nur *während* der Meditation auf, nicht davor oder danach. Die Personen reagierten also ganz wie bisher auf alle Reize der Außenwelt, und nur während sie bewusst meditierten, veränderte sich die Reaktion!

Doch bei Menschen, die über längere Zeit hinweg meditieren, lassen sich auch im Alltag Veränderungen feststellen. So nimmt schon nach etwa 30 Stunden eines Achtsamkeitstrainings wie MBSR oder Zen die alltägliche Überaktivität der Amygdala ab. Je öfter und länger wir meditieren, desto ruhiger bleibt der Hirnbereich im Alltag – die Aktivität dieses Gefahrenmelders lässt sich allein auf diese Weise um bis zu 50 Prozent reduzieren!

Nach drei Monaten Meditationsretreat ließ sich sogar eine insgesamt bessere Emotionsregulation nachweisen, Gefühle warfen die Probanden also nicht mehr so leicht aus der Bahn, vermutlich weil die Zusammenarbeit zwischen Amygdala und präfrontalem Kortex besser klappt.

Es ist möglich, mithilfe von Meditation Einfluss auf die unbewusste Informationsverarbeitung im Gehirn zu

111

nehmen. Meditationsforscher und -lehrer gehen davon aus, dass diese Veränderungen sich auf die Dauer regelrecht einschleifen. Man weiß, dass sich neuronale Bahnen im Gehirn unser ganzes Leben lang bilden und verändern können – dieser Vorgang wird, wie gesagt, Plastizität genannt. Das ist gut und wünschenswert und bedeutet, dass wir unsere geistige Flexibilität fördern können, indem wir zum Beispiel Sudokus lösen, Nachrichten schauen oder mit jungen Leuten diskutieren.

Nun hat jeder von uns schon die Erfahrung gemacht: (Die meisten) Juristen begegnen der Welt eher misstrauisch, (die meisten) Lehrer wissen im Regelfall über alles Bescheid, (die meisten) Ärzte benehmen sich wie »Götter in Weiß«, (die meisten) Sachbearbeiter verschanzen sich hinter Vorschriften, (die meisten) Langzeitarbeitslosen verfügen über ein geringes Selbstwertgefühl usw. Was wir den lieben langen Tag tun und erleben, prägt unsere Sicht auf die Welt! Je öfter und unreflektierter wir es tun oder erleben, desto tiefer sitzt die Angewohnheit. Auf dieselbe Weise, nimmt man nun an, fördert oder etabliert Meditation Verhaltensweisen, die wir uns wünschen, zum Beispiel eben etwas weniger panisch auf Probleme zu reagieren, die uns die Welt hinwirft, sei es in Form des Chefs, des Wetters oder des Partners.

Tatsächlich ist dieses »Herunterregeln« unserer Schockreaktion eine der wichtigsten Nebenwirkungen der Meditation. Und es wird häufig über sie berichtet. Angeblich würden meditierende Mönche nicht einmal erschrecken, wenn neben ihnen eine Pistole abgefeuert wird. Diese Behauptung geht zurück auf ein Experiment mit dem französischen buddhistischen Mönch Matthieu Ricard. Während er eine Meditationsform des offenen Gewahrseins durchführte, spielten Wissenschaftler abrupt ein sehr lautes Geräusch ab. Seine Gesichtsmuskulatur und seine Schultern zuckten viel weniger, als zu erwarten gewesen war. Zur Kontrolle spielten die Forscher Ricard den Sound vor, als er nicht meditierte, und prompt schrak er deutlich stärker zusammen.

Was zeigt das? Zumindest im Einzelfall kann es gelingen, weniger ängstlich auf plötzliche sehr intensive Reize zu reagieren. Nun stressen uns ja im Alltag nicht unbedingt unerwartete Pistolenschüsse. Aber es ist eindeutig möglich, dass wir durch eine regelmäßige Rückkehr zu etwas wie »offenem Gewahrsein« wenigstens für einige Zeit ein bisschen weniger Stress empfinden.

Offenes Gewahrsein ist quasi die Profi-Variante der Achtsamkeit, bei der man schlicht alles wahrnimmt, was eben geschieht, egal, ob in einem selbst oder außerhalb. Klingt simpel, aber versuchen Sie es mal … Offenes Gewahrsein ist bekannt im Bereich von Achtsamkeitsmeditationen, aber auch in der Zen- und der Vipassana-Meditation.

Der zweite Hirnbereich, in dem Meditation eindeutig für Veränderungen sorgt, ist der präfrontale Kortex, der zum Frontallappen der Großhirnrinde gehört. Er ist zuständig für die Verarbeitung der sensorischen Signale und vor allem auch für die emotionale Bewertung von Situationen. Damit liefert er einen Teil der Rohdaten für die Handlungssteuerung und die Regulation von Emotionen.

Stark vereinfacht formuliert ist der präfrontale Kortex also eine weiterentwickelte Version der Amygdala. Bei Probanden, die seit Langem intensiv meditieren, war das Hirngewebe des präfrontalen Kortex dichter als bei Altersgenossen. Ideal ist es, wenn die Amygdala sich nicht so schnell erschreckt und der präfrontale Kortex auf die verbliebenen besorgten Signale auch noch etwas entspannter reagieren kann.

Auf alle Fälle ist Meditation somit Gehirntraining in dem Sinne, in dem Gewichtheben Muskeltraining ist: mehr Meditation → mehr präfrontaler Kortex.

Die Leistungskraft antrainierter Muskeln kann man messen. Wer regelmäßig ins Fitnessstudio geht, kann mehr Kilos stemmen als die anderen. Analog vermutet man, dass nicht nur die Dicke und Gewebedichte des präfrontalen Kortex zunimmt, sondern auch seine Leistungsfähigkeit beziehungsweise vor allem die Qualität seiner Einschätzungen. Wir wären dann in der Lage, Reize beispielsweise schneller oder klüger zu verarbeiten und uns für bessere, also zum Beispiel weniger stressverstärkende Handlungen zu entscheiden. Aber kann man das so einfach messen wie die Zusatzkilos im Studio? Nein, jedenfalls nicht objektiv. Subjektiv hingegen ist dies genau der Eindruck, von dem viele Menschen berichten, die länger meditieren – dass sie den Stürmen des Lebens nicht so schutzlos ausgeliefert sind, dass sie weniger automatisch reagieren, sich nicht so schnell angegriffen fühlen, in schwierigen Situationen ruhiger bleiben können.

Deswegen geht man davon aus, dass Meditation eine gute Maßnahme zur Burn-out-Prävention und auch ein nützlicher Beitrag zur Heilung einer Burn-out-Erkrankung ist.

Stressreduktion durch Meditation

Ständiger Stress, ob im Job oder als alleinerziehender Elternteil, kann unser Gehirn schädigen. Scans von Menschen, die wöchentlich bis zu 70 Stunden arbeiten mussten, ergaben einerseits eine verdickte Amygdala (die hektisch Bizepscurls macht und dabei »Alarm, Alarm, Alarm!« ruft) und andererseits schwache Verbindungen innerhalb des präfrontalen Kortex (in dem der Amygdala-Alarm also nicht klug relativiert werden kann, sondern einfach nur erschöpft weitergeleitet wird). Zeigte man diesen Personen nun verstörende Fotos, reagierten sie emotional sehr stark und waren anschließend kaum in der Lage, sich zu beruhigen. Nach Stress, den sie offenbar leicht und schnell empfanden, kamen sie also zudem nicht mehr aus eigener Kraft zur Ruhe.

Ist Meditation in der Lage, dem etwas entgegenzusetzen und auf die Dauer alternative Mechanismen zu stärken? Oder gehören Leute, die jahrelang regelmäßig meditieren, von vornherein nicht zu den armen Schweinen, die 70 Stunden die Woche malochen? Auch möglich. Ein klassisches Henne-Ei-Problem.

Nur: Wie Sie derzeit arbeiten und welchen Stress das bei Ihnen auslöst, können Sie kurzfristig kaum ändern, und die Vergangenheit erst recht nicht. Sie haben aber die Möglichkeit, mit dem Meditieren anzufangen und selbst herauszufinden, welche Auswirkungen es hat. Bestenfalls schrumpft Ihre Amygdala, und Ihr präfrontaler Kortex baut sich auf. Das wäre schön. Schlimmstenfalls passiert das nicht, und Sie haben bloß ein paar Minuten am Tag Ihre Ruhe.

Das ist ja nun auch keine echte Katastrophe.

Stress ist eine sinnvolle und überlebensnotwendige Reaktion des Körpers auf plötzliche oder beunruhigende Umgebungsreize. Aber wir sind eben keine Steinzeitmenschen mehr, sondern unser Stress entsteht einerseits durch hohen Anforderungsdruck bei der Arbeit und im Privatleben sowie durch die ständige Erreichbarkeit. Andererseits verfügen wir Menschen über eine Fähigkeit, die uns von den allermeisten Tieren unterscheidet: Wir können (weit) vorausplanen und (weit) zurückdenken. Das ist sehr hilfreich, um komplexe Probleme zu lösen. Es kann einen aber auch um den Verstand und um die Gesundheit bringen, wenn man zu viel grübelt.

In den USA und in Europa ist die Hoffnung auf einen besseren Umgang mit dem Alltagsstress der häufigste Grund, sich der Meditation zuzuwenden. Kaum jemand in der westlichen Welt leidet nicht unter Stress. Manche durch den Job an sich, von Polizisten und Ärzten bis zu Lehrern und Fluglotsen. Wer keine Arbeit hat, ist nicht mehr einem ständigen Zuviel an Ansprüchen ausgesetzt, sondern muss stattdessen das Zuwenig ertragen – auch das ist großer Stress. Und nicht nur Teenager messen ihr Leben via soziale Medien mit der idealisierten Darstellung anderer Teenager, Mütter tun das ebenso wie Manager, nur eben auf unterschiedlichen Apps.

Stress lässt sich auf verschiedene Weise feststellen, etwa durch die Messung des Hormons Cortisol im Speichel. Auch die Varianz des Herzschlags, also die Gleichmäßigkeit beziehungsweise Ungleichmäßigkeit des Pulses, und der Atemfrequenz sind wichtige Indikatoren.

Probanden mit über 9000 Meditationsstunden zum Beispiel atmeten im Schnitt 1,6-mal langsamer als Vergleichspersonen. Das sind rund 2000 zusätzliche Atemzüge für diejenigen, die nicht meditieren – pro Tag! Im Jahr mal so eben 80 000 Atemzüge mehr! Das ist für den Körper fast schon atemberaubend anstrengend. Und in einer US-Studie wurde bei Herzkranken, die man dazu anleitete, regelmäßig zu meditieren, eine Reduzierung der Symptome um knapp 50 Prozent festgestellt.

Um es kurz zu machen: Sie können davon ausgehen,

dass jede Meditation Ihren Stresslevel senkt. Zwei Formen scheinen dafür jedoch besonders gut geeignet zu sein. Sie sind recht weitverbreitet, sodass sie sich gut erforschen lassen. Es kann gut sein, dass andere Varianten ebenso gut wirken.

Geeignete Meditationsformen

Weithin bekannt und leicht zu erlernen ist die von Jon Kabat-Zinn entwickelte Achtsamkeitsbasierte Stressreduktion, kurz MBSR (*Mindfulness-Based Stress Reduction*). MBSR-Kurse gibt es in allen größeren Städten sowie als Buch, auf CD und online. Den Kern dieser Methode bilden einfach zu erlernende Achtsamkeitsmeditationen, bei denen man sich auf den Atem konzentriert. Eine entsprechende Anleitung für die Meditation finden Sie auch in diesem Buch. Zudem regt MBSR vor allem die bewusste Körperwahrnehmung an.

Atemmeditationen bilden auch für viele andere Meditationsformen die Basis. Im MBSR kann man darüber hinausgehen und Varianten erlernen und nutzen, muss dies aber nicht.

Um es mal ganz plakativ zu formulieren: Wenn Sie auf die einfachste mögliche Weise weniger Stress im Alltag haben möchten, machen Sie Atemmeditationen, egal, in welchem Rahmen. Die Form der Atemmeditation ist leicht zu erlernen, und den Atem hat man immer dabei – das heißt, Sie können nach kurzer Zeit gerade auch direkt in schwierigen Momenten auf diese Technik zurückgreifen.

Es kann gut sein, dass dies für Ihre Bedürfnisse völlig ausreicht! Wenn Sie mit der Meditationsform gut klarkommen und sie gerne ausführen: wunderbar, bleiben Sie gern dabei, mehr muss überhaupt nicht sein!

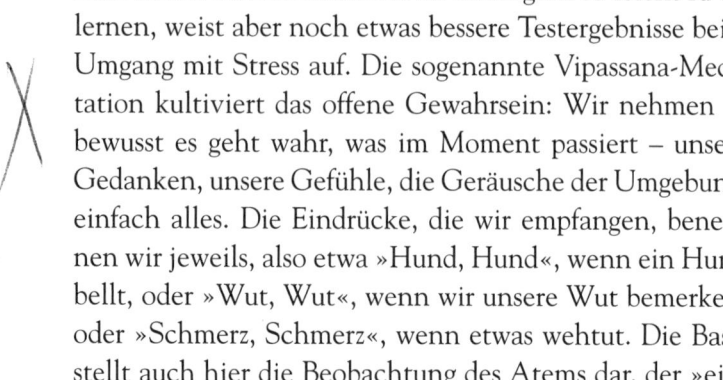

Eine zweite Meditationsform ist nicht ganz so leicht zu erlernen, weist aber noch etwas bessere Testergebnisse beim Umgang mit Stress auf. Die sogenannte Vipassana-Meditation kultiviert das offene Gewahrsein: Wir nehmen so bewusst es geht wahr, was im Moment passiert – unsere Gedanken, unsere Gefühle, die Geräusche der Umgebung, einfach alles. Die Eindrücke, die wir empfangen, benennen wir jeweils, also etwa »Hund, Hund«, wenn ein Hund bellt, oder »Wut, Wut«, wenn wir unsere Wut bemerken, oder »Schmerz, Schmerz«, wenn etwas wehtut. Die Basis stellt auch hier die Beobachtung des Atems dar, der »ein, ein« fließt, und danach »aus, aus«. Eine einfache Variante der Vipassana-Meditation finden Sie unter den Meditationsanleitungen in diesem Buch.

Vipassana-Meditation wird häufig in Klöstern gelehrt, von denen es etliche auch in Europa gibt. Viele von ihnen bieten ein- und mehrwöchige Kurse an.

Das Erlernen von Vipassana-Meditation ist nicht ganz so einfach in den Alltag zu integrieren wie ein Abendkurs in MBSR. Dafür schneiden Personen, die regelmäßig die Vipassana-Meditation praktizieren, in Stresstests etwas besser ab. Es wird eine geringere Menge Cortisol in ihr Blut ausgeschüttet, sie empfinden Stressmomente subjektiv als weniger problematisch als die Vergleichsgruppe, und ihr Gehirn reagiert deutlich weniger aktiv auf negative Informationen, selbst wenn sie nicht gerade aktiv meditieren.

MBSR hilft, nachträglich nicht mehr so unter Stress zu leiden, den man empfunden hat, und beim nächsten Problem nicht so leicht in die Knie zu gehen. Die Methode ist das Schweizer Taschenmesser unter den Meditationen, kann man immer gut dabeihaben und ist sehr praktisch.

MBSR wirkt also ein bisschen wie ein warmes Bad oder ein Saunagang, erholsam und stärkend. Allerdings konnte bisher noch nicht nachgewiesen werden, dass MBSR deutlich positiv beeinflusst, wie wir *außerhalb* des Meditierens mit Stresssituationen umgehen.

Vipassana-Meditation hingegen ist etwas aufwendiger zu erlernen, die Ruhe strahlt aber mit der Zeit über die Dauer der Meditationssitzungen hinaus. Das mag daran liegen, dass in der Vipassana-Meditation das Ziel darin besteht, der Wahrhaftigkeit auf die Spur zu kommen und die Welt genau so wahrzunehmen, wie sie ist. Man übt also, die eigenen Deutungen, die ja den Großteil unseres Stresses ausmachen, zumindest als subjektiv zu erkennen und, wenn möglich, sogar weitgehend zu unterlassen.

Um Vipassana-Meditation zu lernen und zu nutzen, muss man kein Buddhist sein oder werden. Es hilft aber, eine gewisse Neugier auf die Welt mitzubringen. Ich persönlich wage zu bezweifeln, dass es einen objektiven Zustand der Welt gibt, den man wahrnehmen könnte. Es scheint mir aber auch nicht von entscheidender Bedeutung zu sein, das zu glauben. Dennoch berichten Personen, die Vipassana-Meditation erlernen, immer wieder davon, dass auf einmal Überzeugungen, die für sie lange ganz selbstverständlich erschienen, aufweichen oder sich ganz auflösen.

Im Aufwand-Ertrags-Verhältnis empfehle ich daher gegen Stress MBSR, zumindest kann man damit sehr gut einsteigen. Wird bei Ihnen um die Ecke aber ausgerechnet Vipassana-Meditation angeboten, können Sie auch gleich damit loslegen!

Vorgehen

- Beginnen Sie mit dem Erlernen der Atemmeditation.
- Gefällt Ihnen diese, bleiben Sie dabei.
- Alternativ können Sie nach vier bis sechs Wochen die Vipassana-Meditation ausprobieren, entweder auf der Basis der Anleitung in diesem Buch oder noch besser im Rahmen eines entsprechenden Kursangebotes.
- Auch Zen-Meditationen laufen ähnlich ab. Sie werden manchmal in Kampfsportschulen angeboten.
- Manche Menschen stellen nach einiger Zeit fest, dass ihnen die neutrale Offenheit der Achtsamkeits- und Gewahrseinsmeditationen »zu wenig Herz« hat. Dann fügen Sie gern einmal pro Woche eine andere Meditation wie die Liebevolle-Güte-Meditation ein.

- Ziel: eine Achtsamkeitsmeditation als regelmäßige Basis etablieren, besser täglich und kürzer als seltener und länger. Ihr Etappenziel können 10 Minuten pro Tag sein.

Verbesserung von Beziehungen und Interaktionen

Wie wir auf andere Menschen reagieren, fällt vermutlich oft auch unter das Thema »Umgang mit Stress«. Da gibt es einerseits diejenigen Menschen, die wir mögen und die uns mögen. Die mit uns nett umgehen und mit denen wir nett umgehen. Das kann im Beruf sein oder auch privat, sogar in der Familie. Solche Beziehungen sind kein Problem, sondern Ressourcen. Wenn wir mit diesen Menschen zu tun haben, fühlen wir uns besser, stärker, toller.

Am anderen Ende des Spektrums gibt es richtig vergiftende Beziehungen: cholerische Chefs, fordernde Verwandte, problematische Partner. Und auf dem Weg dorthin natürlich viele Menschen, denen wir mehr oder weniger nahestehen und die wir vielleicht manchmal total okay und dann wieder irgendwie eigenartig finden. Und Personen, denen wir nur zufällig im Alltag begegnen, aber die uns das Leben aufgrund ihrer eigenen Probleme schwer machen – ein unfreundlicher Verkäufer, ein großmäuliger Fitnesstrainer, eine herablassende Lehrerin.

Oft gehen wir aus den Konfrontationen und Interaktionen heraus mit dem Gefühl, uns auch selbst nicht ganz optimal verhalten zu haben, als hätten wir uns angesteckt an der schlechten Laune oder der Aggression.

»Wie man in den Wald hereinruft, so schallt es heraus« oder »Angriff ist die beste Verteidigung« – es gibt sogar Sprichwörter, die diesen unbefriedigenden Umgang miteinander pointiert festhalten.

Natürlich nützen die beiden eben genannten Meditationstechniken, MBSR beziehungsweise die Atemmeditation und Vipassana-Meditation, auch gegen diese Form von Stress. Es gibt jedoch mindestens eine, vermutlich sogar mehrere Meditationen, die dies noch besser können. Die bekannteste von ihnen heißt Metta-Meditation. *Metta* ist ein Wort aus der indischen Gelehrtensprache Pali und bedeutet »liebevolle Güte«. Diese liebevolle Güte widmet man sowohl anderen als auch sich selbst, sie entspricht damit in etwa der christlichen Nächstenliebe – bei der man ja auch andere so lieben soll wie sich selbst. Bei der Metta-Meditation kultiviert man eine offene, liebevolle Freundlichkeit für sich, für Menschen, die man mag, und dann darüber hinausgehend auch für Menschen, die man kaum kennt, für Menschen, die einem unsympathisch sind (das finde ich meist am schwierigsten), und schließlich für alle Menschen und sogar alle Lebewesen auf der Welt.

Zwei Elemente fallen vielen Menschen schwer daran:

- gute Wünsche an jemanden zu schicken, von dem man nicht viel hält oder mit dem man Probleme hat, sei es nun der Chef oder ein Handtaschenräuber, und
- sich selbst gute Wünsche zu erlauben.

In beiden Fällen ist dies zurückzuführen auf die Auffassung, man müsse sich Wohlwollen erst verdienen. Und wer sich blöd benimmt, der kriegt eben auch keine guten Wünsche ab!

Womit wir wieder zurück sind bei Sprüchen Marke »Wie man in den Wald hereinruft, so schallt es heraus« und natürlich »Jeder ist seines Glückes Schmied«. Eine sehr westliche, neoliberale Sicht der Welt.

In Metta-Meditationen üben wir, uns versuchsweise darauf einzulassen, auch denjenigen (uns selbst eingeschlossen) Gutes zu wünschen, die vielleicht gerade heute aus eigener Kraft noch nicht genug auf ihr »Liebevolle-Güte-Konto« einzahlen konnten. Der Gedanke dahinter scheint erst mal unproblematisch: Jeder Mensch hat ein Recht darauf, hier zu sein und ein möglichst gutes Leben zu führen. Dabei wünschen wir ihm oder ihr alles Gute, viel Glück, gutes Gelingen. Wenn Sie an so etwas wie Karma oder gedankliche Energie glauben, können Sie auf diese Weise tatsächlich geistig auf das Lebenskonto der anderen einzahlen – ohne dass es Sie etwas kostet! Und wenn nicht, motivieren Sie immerhin Ihr Unterbewusstsein, Gutes zu tun, wenn sich die Möglichkeit ergibt.

Aber sollen wir nun Hitler oder Kim Jong-il genauso lieb haben wie unsere Oma?

Ich weiß nicht, wie ein Mönch diese Frage beantworten würde, und ich weiß auch nicht, ob es eine »richtige« Antwort darauf gibt oder nur persönliche Auslegungen. Für den Hausgebrauch scheint es mir sinnvoll zu sein, ein Erfolg versprechendes und angenehmes Konzept nicht an solchen Grenzfragen scheitern zu lassen. Heißt: Ich jedenfalls kann es gut verstehen, wenn jemand einem Verbrecher (noch) nicht vergeben und auch (noch) keine liebende Güte schicken kann. Doch im Alltag haben die wenigsten von uns ständig mit Vergewaltigern und Massenmördern zu tun. Ich entscheide mich daher an dieser Stelle dafür, auch denjenigen, die ich nicht mag, Gutes zu wünschen. Ich soll sie nicht mehr mögen, ich soll ihnen nur Gutes wünschen, so gut ich das eben kann. Das ist für mich okay.

Gibt es genug liebende Güte für alle?

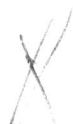

Wir können auf diese Weise ganz ohne Therapie, einfach nur mit Bordmitteln, vor allem anfangen zu üben, uns selbst und den Menschen, mit denen wir in direktem Kontakt stehen, und darüber hinaus denen, mit denen wir in Kontakt kommen werden, Gutes zu wünschen. Spricht etwas dagegen?

Verschlechtert sich Ihr Leben, wenn Sie sich von Herzen alles Gute wünschen?

Verbessert sich Ihr Leben, wenn Sie sich *nicht* alles Gute wünschen?

Achtung: Viele von uns sind insgeheim der Überzeugung, es wäre doch total motivierend, immer nur zu meckern und unzufrieden zu sein. Das wollen wir uns mithilfe dieser Meditation abgewöhnen. Bitte bedenken Sie: Von welchen Lehrern haben Sie letztlich mehr gelernt, von den bösen oder von den wohlmeinenden?

Wenn es um andere Personen geht, wird die Betrachtung sogar noch einfacher. Verschlechtert sich Ihr Leben, wenn Sie jemandem von Herzen alles Gute wünschen? Wohl kaum.

So wird klar: Unser Leben verbessert sich, wenn wir liebevolle Güte kultivieren. Dafür muss man nicht an Energiestrahlen oder so etwas glauben. Aus meiner Sicht funktioniert die Sache viel einfacher, wir schaffen durch die anerkennende Wiederholung der positiven Vorsätze eine sich selbsterfüllende Prophezeiung. Das kennt man im Negativen: Wer misstrauisch durchs Leben geht, wird immer Bestätigung für das eigene Misstrauen finden usw. Es funktioniert aber auch im Positiven: Wer sich vornimmt, freundlich zu anderen zu sein, begegnet diesen dann eben auch freundlich und macht ihnen damit eine Freude. Das führt zu weniger Reibereien, weniger Stress, besserer Kommunikation.

Liebende Güte heißt nicht, alles zu vergeben und vergessen, alles zu verschenken, andere wichtiger zu nehmen als sich selbst, keine Grenzen mehr zu kennen. Im Gegenteil. In der Praxis bedeutet es, eben genau eine Balance hinzukriegen zwischen den eigenen Interessen und denen der anderen. Wenn ich mir *und* anderen Gutes wünsche, arbeite ich ganz automatisch daran, beides zu realisieren.

Das geht gut, denn das Leben ist kein Nullsummenspiel. Viele von uns sind in dem Glauben aufgewachsen, wir könnten nur gewinnen, wenn jemand anders verliert. So wie in der Wirtschaft (ohne Inflation, also ohne Zufluss von Geld) der Gewinn eines Beteiligten tatsächlich dem Verlust oder zumindest den Kosten eines anderen entspricht. Überhaupt existieren viele Situationen, in denen Mangel herrscht. Wenn es in Ihrem Urlaubshotel nur

50 Sonnenliegen für 100 Gäste gibt, muss die Hälfte leer ausgehen.

Aber wir reden hier ja über so etwas wie ein Lächeln oder ein nettes Wort. Wenn Sie zu 50 Personen freundlich waren, ist dann Ihre Freundlichkeit auf einmal aufgebraucht? Und wenn Sie Ihren zwei besten Freundinnen wünschen, dass diese glückliche Beziehungen führen, muss dann die dritte Freundin eine unglückliche Ehe erleben, damit genug Liebesglück für die anderen beiden da ist?

Das wird auch schnell im Alltag deutlich. Meditierende Eltern teilen messbar mehr positive Emotionen mit ihren Kindern. Ergebnis: geringerer Drogenkonsum der Kids. Und eine andere Studie beweist: Die Kinder, deren Eltern durch regelmäßige Meditation die deutlichsten positiven Veränderungen im Gehirn aufwiesen, bewerteten die Verbesserung der Beziehung zu ihren Eltern am höchsten!

Wenn Sie speziell daran interessiert sind, Ihr Elternsein zu verbessern, gibt es mittlerweile auch dafür einen Acht-Wochen-Kurs, Susan Bögels' und Kathleens Restifos »Mindful Parenting – Achtsamkeit und Selbstfürsorge für Eltern: Das Manual für ein 8-Wochen-Programm«.

Liebende Güte ist jedenfalls vorhanden, so viel wie wir wollen. Deswegen müssen wir nicht sparsam damit sein. Auch wenn es zu Anfang fast jedem so vorkommt.

Ebenso kann diese Einstellung übrigens im Job zu positiven Veränderungen führen. Häufig werden unter anderen die folgenden Verhaltensweisen empfohlen:

- Aufmerksam zuhören. Nicht die ganze Zeit daran denken, was Sie wollen, was Sie gleich sagen. Zuhören!
- Nicht alles gleich in Ordnung bringen wollen. Vielleicht ist es Ihre Aufgabe, ein bestimmtes Problem zu lösen. Oft aber ist das nicht der Fall. Dann kann es sinnvoller sein, nicht an allen herumzudoktern.

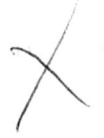

- Versuchen, sich in andere hineinzuversetzen. Das geht leichter in der Annahme, dass Sie auch nur das Beste wollen für die Firma oder das Team.
- Nicht tratschen, keine persönlichen Scherze. Leichter gesagt als getan!
- Statt schnell zu einem Ergebnis kommen zu wollen, Freiraum entstehen lassen für Fragen wie »Was könnte dieses Problem uns sagen wollen?« oder »Warum fühlt sich das so merkwürdig an?«.

Vorgehen

All das müssen Sie nicht im Team üben, sondern Sie können diese Haltung ganz einfach für sich einnehmen und ausprobieren. Meditation hilft dabei, weil sie den Raum schafft, auch einmal anders als sonst zu agieren.

- Beginnen Sie mit kurzen, einfachen Atemmeditationen, um sich daran zu gewöhnen, einige Zeit still zu sitzen.
- Nach einer Woche wechseln Sie zur Metta-Meditation. Ich rate dazu, diese nicht gleich in voller Länge durchzuführen. Senden Sie die ersten paar Sitzungen nur sich liebende Güte, oder nur jemandem, den Sie mögen. Nach und nach können Sie den Kreis dann erweitern.

- Ziel: regelmäßige Metta-Meditationen, gern auch einmal pro Woche in einer Kursgemeinschaft. Da Metta-Meditationen meist zwischen 20 und 45 Minuten dauern, können Sie auch von Tag zu Tag alternieren. Sie führen dann an einem Tag eine Atemmeditation von nur 10 Minuten durch, am nächsten wieder die Metta-Meditation und so weiter. Wenn Sie möchten, achten Sie gern darauf, in welchen Alltagssituationen Ihnen die Sätze aus der Meditation in den Sinn kommen.

Wut, Trauer und Angst

Zu den größten Stressauslösern im Leben gehören für die meisten Menschen Wut, Trauer und Angst. Damit sind nicht therapiebedürftige Panikanfälle, Phobien, Depressionen oder cholerische Anfälle gemeint. Die stressen zwar den Betroffenen und auch seine Umwelt, aber nur mit Meditation kommt man in einem solchen Fall nicht weit. Vielmehr spreche ich von unserem Umgang mit Wut, Trauer, Angst und Sorge im Alltag, durch den wir uns und anderen das Leben schwer machen. Beispiele dafür sind:

- Wut über den Chef oder den Partner
- Enttäuschung oder Trauer über ein gescheitertes Projekt, in das wir viel Herzblut gesteckt haben, oder sogar über den Tod eines Haustiers oder eines Bekannten
- Angst vor schwierigen Situationen oder Konfrontationen
- Sorge über die Zukunft ganz allgemein oder über den weiteren Verlauf eines bestimmten Vorgangs

Vielleicht kennen Sie diese Situation: Sie sitzen mit Freunden oder Kollegen beim Essen, und auf einmal fragen Sie sich, warum jemand Sie quer über den Tisch so merkwürdig anschaut. Haben Sie etwas Dummes gesagt? Klebt Ihnen Soße am Kinn?

Wenn Ihr Chef Sie anblafft oder Ihre beste Freundin Sie im Gespräch ein paarmal hintereinander unterbricht … schon springen unsere Sensoren an: Gefahr!

Es kann gut sein, dass irgendetwas los ist, auf das wir achten sollten. Aber vielleicht auch nicht.

Meiner Erfahrung nach verdrängen wir diese Gefühle im Alltag jedoch recht schnell und versuchen, weiter gut zu funktionieren. Das kann den tatsächlichen Anforderungen des Moments geschuldet sein. Oder es handelt sich um eine Form der Abwehr. Das Problem dabei: Verdrängte, nicht gefühlte Gefühle kehren leider immer wieder zu uns zurück. Oft sogar stärker als zuvor. Das heißt, wenn Sie beispielsweise Ihre Wut über eine bestimmte Verhaltensweise immer wieder hinunterschlucken, wird sie wahrscheinlich jedes Mal größer werden, und irgendwann explodieren Sie. Ihr Gegenüber ist dann vielleicht sogar völlig überrascht, denn vorher haben Sie nie etwas gesagt.

Oder wenn Sie Frustrationen oberflächlich betrachtet stets gut wegstecken, könnte es passieren, dass Sie auf einmal eine völlige Belanglosigkeit minutenlang in Tränen ausbrechen lässt. Beschäftigen Sie sich nicht mit der Angst vor Ihrem herrischen Chef, bekommen Sie möglicherweise plötzlich scheinbar unerklärliche sogenannte psychosomatische Beschwerden, von Kopfschmerzen bis Neurodermitis. Machen Sie sich unterschwellig ständig grundsätzliche Sorgen, egal, ob um sich selbst, die Kinder oder die Welt, liegen Sie vielleicht nach einiger Zeit nachts wach oder bekommen Magenprobleme.

Gefühle wahrnehmen und zulassen

Meditation kann nicht direkt die körperlichen (»somatischen«) Auswirkungen der nicht gefühlten Emotionen lindern. Sie kann uns aber helfen, die ohnehin vorhandenen eigenen Gefühle ein bisschen besser zuzulassen und wahrzunehmen. Dann müssen sie sich nicht mehr länger einen anderen Ausweg aus ihrem Geist und Körper suchen.

Das kann dann positive Folgen haben wie:

- Sie schreien Ihren Partner oder Ihre Kinder nicht mehr an, wenn im Job was nicht geklappt hat.
- Sie brechen nicht mehr unbewusst einen Streit vom Zaun, wenn die Urlaubsplanung ansteht, weil Sie an einer auch sich selbst nicht eingestandenen Angst vor Flügen, Autofahren, Bettwanzen oder irgendeinem anderen Reiseelement leiden.
- Sie flippen in der Konferenz nicht sofort aus oder müssen sich mit aller Macht das Heulen verkneifen, wenn Sie jemand barsch unterbricht oder Ihren Vorschlag niedermacht – denn Sie können sehen, dass es der- oder demjenigen vielleicht gar nicht um Sie geht, sondern dass ihr beziehungsweise sein Verhalten von Ihnen ganz unabhängige Gründe hat.
- Sie bemerken Ihr schlechtes Gewissen, nicht in derselben Stadt zu wohnen wie Ihre Eltern, setzen sich an einem Sonntagnachmittag in Ruhe mit Ihren Möglichkeiten auseinander und beschließen, Ihre Eltern ab jetzt zweimal im Jahr zu besuchen. Das ist zwar nicht das, was Ihre stillschweigend vorwurfsvollen Eltern sich wünschten, aber es ist einen Versuch wert – mit etwas Glück bekommen Sie dann bald nicht jedes Mal schweißnasse Handflächen, wenn Sie die Nummer Ihrer Mutter im Telefondisplay sehen.
- Sie bemerken, wie einsam Sie sich oft fühlen, und statt diesen seelischen Schmerz weiter mit TV oder Sport bis zur Erschöpfung zu betäuben, beginnen Sie aktiv dazu beizutragen, Ihr Leid zu lindern. Sie werden Mitglied in einem Chor in Ihrer Nähe, schaffen Sie sich zwei Katzen an – was immer Ihnen wirklich guttut.

Alles darf sein

Was hat das mit Meditation zu tun? Die genannten Beispiele und Lösungen sind ja keine esoterischen Trance-
Erkenntnisse, sondern man kann auch durch Überlegung
zu diesen Schlüssen kommen.

Meditation ist hier nur der Katalysator. Sie schafft eine
Art sicheren Raum, in dem wir fühlen dürfen, was immer
zu fühlen ist. Wir üben parallel zueinander,

1. unsere Gefühle überhaupt zu erkennen und auch für
   eine Weile auszuhalten,
2. uns aber nicht an ihnen festzuklammern und in sie zu
   verbeißen, sondern sie davonziehen zu lassen.

Das bedeutet: Es darf alles *sein*, was ohnehin *ist*. Der Witz
dabei ist nicht, dass alles so ist, wie es sowieso ist. Denn das
ist der Fall, ob wir es wahrnehmen oder nicht. Sondern
dass wir uns selbst, freiwillig und offen, mit einer gewissen
Neugier und zugleich einer gewissen Distanz, darin trainieren, das *wahrzunehmen*, was ohnehin so ist, wie es ist –
und dann aber eben nicht auf den Zug aufzuspringen.
Denn normalerweise springen wir ja auf den Zug auf und
verdrängen die entstehenden unangenehmen Gefühle genau deshalb, weil wir sie nicht wieder loswerden, weil sie
schmerzhaft oder unangenehm sind, weil wir nicht wissen,
was wir mit ihnen machen sollen, weil wir sofort versuchen, das »Problem zu lösen«, was aber oft nicht gelingt
oder vielleicht auch gar nicht geht.

Im Rahmen der Meditation gehen wir mit den Emotionen anders um. Wir sehen sie, wir lassen sie zu, wir erlauben sie ganz und gar. Und dann, wenn ein neues Gefühl
oder ein neuer Gedanke auftaucht, lassen wir das vorige
Gefühl oder den vorigen Gedanken davonziehen.

Oft wird dieses Davonziehen-Lassen mit Wolken verglichen. Die lassen wir ja auch davonziehen. Doch der Vergleich bildet nicht ab, dass wir Wolken, egal, ob hübsche oder graue, ohnehin nicht festhalten können.

Ich erkläre den Vorgang daher lieber mithilfe von Vögeln. Wenn Sie zwei, drei oder auch nur einen schlecht gelaunten Raben haben, können Sie ihn von allen Seiten interessiert und wohlwollend anschauen, während er vor Ihnen und um Sie herumhüpft. Und irgendwann flattert er davon, und es kommt vielleicht ein anderer Vogel an, ein gut gelauntes Rotkehlchen oder zwei kiebige Elstern, eine hungrige Amsel, wer weiß.

Alternativ könnten Sie den schlecht gelaunten Raben auch packen, an sich drücken und ganz fest halten. Auf diese Weise, scheint mir, versuchen wir oft, unsere Probleme zu lösen. Aber glauben Sie wirklich, dass der Rabe dann bessere Laune bekommt? Eher nicht. Und weil es unangenehm ist, einen kreischenden Raben, der mit seinem dicken Schnabel nach uns hackt, an sich zu drücken, vermeiden wir die ganze Rabenbeobachtung von Anfang an und schauen stattdessen lieber eine Raben-Doku.

Für den Anfang geht es dabei überhaupt nicht darum, wie ein Rentner ganze Tage auf der Bank zu sitzen und den Vögeln zuzuschauen. Sondern wir lassen uns nur auf das sehr begrenzte Experiment ein, für einige Zeit im Rahmen der Meditation alles zu erlauben. Gefühle, Gedanken, keine Gefühle, keine Gedanken. Geräusche, körperliche Wahrnehmungen, alles.

Egal, welche Meditationsform Probanden durchführten, sie führten dazu, dass Teilnehmer in geringerem Umfang ihren Sorgen nachhingen. In Studien ließ sich sogar nachweisen, dass Meditationen gegen wiederkehrende

Angstzustände ebenso effektiv helfen können wie Medikamente – aber ohne Nebenwirkungen! Sie ermöglichen es uns, die körperlichen Anzeichen von Angst oder auch Wut wahrzunehmen – und uns von ihnen nicht gleich noch weiter verängstigen oder verärgern zu lassen!

Im Übrigen sind wir den Reizen, die uns verunsichern, ja nicht nur ausgesetzt – wir senden sie auch unsererseits aus. Daraus ergibt sich, sofern Sie sich darauf einlassen möchten, der gute Vorsatz, anderen weniger Angst oder Ärger zuzumuten. Das heißt keineswegs, dass Sie Unzufriedenheit einfach für sich behalten sollten. Doch wir können unsere Position ja auch ruhig und sachlich zum Ausdruck bringen, ohne einen Unterton von »du bist nicht okay, sieh es doch endlich ein, verdammt noch mal«. Das erfordert Übung und Entschlossenheit – und klappt natürlich nicht immer. Aber es ist möglich.

Warum sollten wir uns das vornehmen? Weil wir wenig davon haben, Angst und Schrecken zu verbreiten. Und in hohem Maße davon profitieren, wenn unser direktes Umfeld sich entspannen kann.

Vorgehen

Welche Meditationen sind also für den Umgang mit Wut, Trauer und Angst am besten geeignet? Wenn Ihre Gefühle mal nach oben und mal nach unten ausschlagen oder Sie gar nicht so recht sagen können, ob und welche Bereiche Sie gezielt bearbeiten wollen, empfehle ich Ihnen:

- Einstieg mit Atemmeditation
- Gehmeditation, wenn Sie beim Sitzen dauerhaft Unruhe verspüren
- nach vier bis sechs Wochen: Metta-Meditation ausprobieren

- nach sechs bis acht Wochen: R.A.I.N.-Meditation ausprobieren

- Ziel: Metta als Basis, R.A.I.N. bei Bedarf, Atem- oder Gehmeditation für zwischendurch

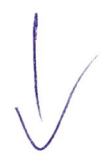

Besteht das größte Problem im Ärgern, entweder weil Sie zu oft zu wütend reagieren oder weil Sie Ihre Aggression meist in sich hineinfressen:
- Beginnen Sie mit Gehmeditationen.
- nach zwei Wochen: Atemmeditation mit Zählen
- nach vier bis sechs Wochen: Metta-Meditation ausprobieren

- Ziel: Metta als Basis, Atemmeditation in akuten Situationen

Neigen Sie zu Trauer, Angst oder Sorge:
- Einstieg mit Body-Scan und Atemmeditation (abwechselnd)
- nach vier bis sechs Wochen: Vipassana-Meditation ausprobieren (wenn möglich in einem Kurs oder auf einem Wochenendseminar)
- nach sechs bis acht Wochen bei Interesse: R.A.I.N.-Meditation ausprobieren

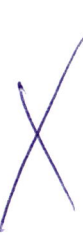

- Ziel: Vipassana-Meditation als Basis, R.A.I.N. bei Bedarf, Body-Scan regelmäßig (einmal pro Woche; Alternative: ruhiges Yoga, zum Beispiel Hatha-Yoga, Yin-Yoga, Restorative Yoga).

Besserer Schlaf

Oft wird Meditation auch empfohlen bei anhaltender Schlaflosigkeit. Sie haben dann zwei Möglichkeiten:

1. Sie hören sich abends im Bett oder wenn Sie nachts aufwachen eine möglichst langweilige Meditation an und schlafen dabei wieder ein (so ist die ärztliche Empfehlung nicht gedacht, häufig ist das aber ihr Ergebnis). Wenn das Ihnen hilft, wunderbar!

2. Sie beginnen, regelmäßig irgendwann am Tag zu meditieren. Das kann morgens sein, muss aber nicht. Es kann durchaus sinnvoll sein, in der Mittagspause oder am frühen Abend zu meditieren. Das hängt auch ein bisschen davon ab, was Sie wachhält. Meditation hilft mit der Zeit gegen Schlaflosigkeit, weil sie es uns ermöglicht, nicht ewig an die Dinge zu denken, die uns wachhalten. Manche von Ihnen gehen die endlos lange To-do-Liste durch. Andere grübeln, wie sie sich im Büro besser verhalten hätten oder wie sie morgen ein bestimmtes Problem lösen wollen. Oder Sie sorgen sich vielleicht um Ihre Kinder oder Ihre Gesundheit.

Viele Menschen können auch nicht gut einschlafen, weil sie sich in den Abendstunden zum Frustabbau lauter Dinge gönnen, die gar nicht gut für einen sind: viel essen, viel Fernsehen, viel Internet. Meditation kann einen Teil dieser Ersatzhandlungen vermeiden, denn beim Meditieren können wir nicht essen oder fernsehen. Außerdem führt die Meditation auch dazu, dass wir uns wieder mehr als »Herr im eigenen Haus« erleben – wir können überhaupt erst einmal wahrnehmen, was uns stört und was uns gefällt, und fangen dann in kleinen Schritten an, entsprechend den eigenen Bedürfnissen zu leben. Das trägt dann indirekt dazu bei, sich in den kritischen Momenten schlaffreundlicher zu verhalten.

Sie merken: Ich bin ein Advokat der zweiten Variante. Denn so meditieren Sie wirklich. Sich eine Aufnahme anzuhören und dabei wegzudösen, mag ganz angenehm sein, ist aber keine Meditation. Meditation ist eben mehr als nur eine Einschlafhilfe.

Dennoch steht Ihnen natürlich ganz frei, wie Sie vorgehen möchten. Wenn Sie der Ansicht sind, dass Sie schlicht keine Zeit haben, irgendwann am Tag zu meditieren, und es deshalb erst nach dem Zubettgehen unterbringen können, möchte ich Sie gern zu folgendem Versuch einladen: Meditieren Sie die ersten 2 Minuten im Sitzen – im Bett, auf der Bettkante, im Schneidersitz auf dem Schlafzimmerboden. Und legen Sie sich erst dann hin und lassen Sie sich einlullen.

Vielleicht bemerken Sie einen Unterschied, und vielleicht interessiert es Sie, dieses Erleben genauer zu untersuchen. Und wenn nicht, dann bleibt alles, wie es war.

Ein besserer Schlaf stellt sich ein durch das Erlernen oder Verbessern der Fähigkeit, sich Gedanken und Gefühlen nicht hinzugeben, sondern sie beobachten und davonziehen lassen zu können. Das ist ein wichtiger Bestandteil von praktisch allen Meditationsformen.

Vorgehen

- Beginnen Sie mit der Atemmeditation.
- Wenn Sie Ihnen zusagt, bleiben Sie dabei.
- Oder testen Sie nach zwei bis vier Wochen die Vipassana-Meditation.

- Ergänzend, vor allem wenn Sie zu Selbstvorwürfen neigen, können Sie gern nach vier bis sechs Wochen auch ein bis zwei Metta-Meditationen pro Woche durchführen.
- Falls Ihre Lebenssituation tatsächlich schwierige Probleme mit sich bringt, die Sie manchmal nachts wach halten, können Sie versuchen, diese zu einem anderen Zeitpunkt mithilfe einer R.A.I.N.-Meditation oder der Tonglen-Meditation zu betrachten, um sich eine gewisse Entlastung zu verschaffen.

- Ziel: Einüben der Fähigkeit, sich von Gedanken und Emotionen nicht mitreißen zu lassen, zugleich in der Meditation Übung des »Aushaltens« des Nichtstuns, damit dies in Momenten der Schlaflosigkeit möglich wird.

Die eigene Resilienz steigern

Alle bisher genannten Vorteile der Meditation stärken auf die eine oder andere Art die sogenannte Resilienz – das Immunsystem der Psyche. In der Physik bezeichnet »Resilienz« die Fähigkeit eines Materials, Druck aufzunehmen und anschließend wieder in die Ausgangsform zurückzuspringen, zum Beispiel wenn eine Mulde ins Autodach gedrückt wird und die wie von selbst wieder herausspringt (geht nur bei älteren Modellen, schon klar).

Menschen mit einer besonders hohen Resilienz werden gern als Steh-auf-Männchen bezeichnet. Wie diese Spielzeuge, die gleich wieder in den Stand wippen, wenn man sie umschubst.

Resilienz ist nicht zu verwechseln mit Abwehr und

Verdrängen. Wenn wir Enttäuschungen, Probleme und Schicksalsschläge einfach ignorieren und tapfer weitermachen, sieht das erst mal toll aus, aber die nicht gefühlten Gefühle holen uns früher oder später ein. Konkretes Beispiel: Wenn Sie nach dem Tod eines Elternteils einfach in Job und Alltag durchhalten, als wäre kaum etwas geschehen, vielleicht sogar insgeheim stolz darauf, dass Sie so standhaft und belastbar sind ... dann kriegen Sie im nächsten Winter die Grippe Ihres Lebens, oder wenn Ihr Hund stirbt, kommen Sie vor Herzschmerz eine Woche kaum mehr aus dem Bett.

Resilienz zeigt sich nicht darin, wie wenig, sondern wie gut wir mit etwas Schwierigem umgehen können. Wenn Sie also bei einer Beförderung übergangen werden, sich Ihren Frust darüber eingestehen, überlegen, was dazu geführt haben könnte, ein konstruktives Gespräch mit Ihrem Boss suchen (auch wenn das schwerfällt) und schließlich einen Plan entwerfen, um Ihre Leistung für die nächste Beförderungsrunde offensiver zu demonstrieren, dann kann das ein gutes Zeichen für Resilienz sein. Oder vielleicht bekommen Sie am Nachmittag eine sehr unerfreuliche Nachricht, aber treffen sich am Abend sowieso mit guten Freunden, und das relativiert die ganze Sache doch gleich gewaltig. Je besser Sie für sich sorgen können, wenn a) alles ganz normal läuft und b) irgendein Mist passiert, desto weniger haut es Sie um, und desto schneller kommen Sie wieder auf die Beine, wenn doch mal etwas Schlimmeres geschieht.

Warum steigert Meditation unsere Resilienz? Weil wir trainieren,

- nicht gleich auf den erstbesten Zug nach Emotistan aufzuspringen und uns andauernd aufzuregen oder schrecklich schlecht zu fühlen,

- den kleinen Abstand zwischen Reiz und Reaktion zu nutzen, um soweit möglich die Ruhe zu bewahren,
- zu erkennen und zu erleben, was uns guttut.

So wie ein Fußballer immer wieder übt, von wo er in welchem Winkel nach wo schießen muss, um ein Tor zu machen, damit er es dann im Spiel automatisch blitzschnell hinkriegt – so üben wir,

- zuzulassen, was geschieht, auch wenn es unerfreulich oder unangenehm ist, aber wir haben gelernt und erlebt: es bringt uns nicht um, man kann das aushalten, und
- sich nicht hineinwerfen zu müssen in den reißenden Strom der Gefühle, sondern so ruhig es geht am Ufer sitzen bleiben zu dürfen. Auch das funktioniert, denn wir haben es schon hinbekommen und dann wird es wohl auch diesmal klappen! Die Erde dreht sich ganz wunderbar auch ohne uns weiter. Mag sein, dass uns das nicht wirklich passt, aber es ist trotzdem so. Und im Grunde ganz entlastend.

Konsequenz: Wir lassen die Dinge einerseits näher an uns heran, und andererseits liefern wir uns ihnen nicht aus. Das klingt paradox, ist aber kein Problem, weil unser Verstand das eben kann: ein Buch lesen und parallel dazu wissen und begreifen, *dass* wir ein Buch lesen.

Vorgehen

Interessieren Sie sich für Meditation, um vorbeugend Ihre Resilienz zu erhöhen, dann können Sie wie folgt vorgehen:

- Einstieg mit der Atemmeditation.
- Wenn die Ihnen liegt, bleiben Sie dabei.

- Nach ein paar Wochen können Sie gern auch die Gehmeditation ausprobieren. Wenn möglich, gern barfuß und im Freien.
- Wenn die Ihnen besser gefällt, bleiben Sie dabei.
- Wenn beide sich noch nicht ganz richtig anfühlen, versuchen Sie es nach sechs bis acht Wochen mal mit der Metta-Meditation.

- Ziel: eine einfache Meditationsform finden und dieser so treu wie möglich bleiben. Lieber kurz und täglich meditieren als seltener und länger.

Die Konzentrations- und Leistungsfähigkeit erhöhen

Meditation beruhigt auf die Dauer unser Nervensystem, sodass wir besser mit dem Leben klarkommen. Andererseits hat man festgestellt, dass Meditation unsere Konzentrations- und Leistungsfähigkeit steigert. Das klingt nach einem Widerspruch, weil wir Arbeit, Leistung und Konzentration nicht mit Ruhe, Entspannung und Gelassenheit verbinden. Aber die Erklärung ist ganz einfach: Wenn Sie Ihre Gedanken gezielt fokussieren können, dann sind Sie nicht so leicht gestresst – und das hilft auch im Job oder beim Sudoku. Dass Sie in belastenden Situationen ruhiger bleiben können als bisher, nützt nicht nur Ihrer Gesundheit, sondern auch dem Team.

Daher sind viele große Firmen, insbesondere in den USA, auf den Meditationstrend aufgesprungen und bieten ihren Mitarbeitern entsprechende Kurse an. Ebenso beginnen viele Menschen zu meditieren, um ihre Leistungs- und Konzentrationsfähigkeit zu erhöhen.

Sogar die US Army bietet mittlerweile Meditationskurse für die Soldaten an, weil diese dann im Einsatz weniger Fehler machen und einfach »besser funktionieren«, wir haben uns bereits im zweiten Kapitel damit auseinandergesetzt.

Ich betrachte den Wunsch nach mehr Leistung und Konzentration als eine Art trojanisches Pferd. Wer Meditation deswegen beginnt, sollte meiner Ansicht nach ebenso herzlich willkommen geheißen werden wie jede und jeder andere. So wie ich und die meisten mir bekannten Meditationslehrer die Übungen verstehen und anleiten, ist es allerdings kaum möglich, auf die Dauer bei dem Wunsch nach mehr Leistung und Konzentration stehen zu bleiben.

Wenn alles klappt, lassen Sie sich weit genug auf die Meditation ein, um das erholsame Sein-Dürfen zu erfahren und schätzen zu lernen. Das Komische ist ja: Wenn wir erst einmal in unserem So-Sein, wie die Psychoanalytiker es nennen, anerkannt werden, auch von uns selbst, sind wir sofort frei darin, es zu modifizieren, wenn wir denn wollen.

Meiner Ansicht nach verhält es sich mit der Steigerung von Leistung und Konzentration ähnlich. Es ist recht leicht erkennbar, dass diese Ziele, so wie sie in Firmen ausgelegt werden, häufig den Intentionen der Meditation widersprechen. Zwar diente Meditation immer schon der Selbstoptimierung. Die Frage ist nur, was man optimiert. Im religiösen Sinne – egal, ob man nun buddhistische, hinduistische oder auch christliche Meditationen betrachtet – geht es darum, *die Welt* besser und genauer wahrzunehmen. Dem Gott, an den man glaubt, Ehre zu erweisen und ihm ein Stück näherzukommen. Erleuchtet zu werden mit reinem, göttlichem Wissen darum, wie das Universum beschaffen ist.

Dann kamen westliche Forscher daher und stellten fest: Meditation tut gut, subjektiv wie objektiv. Wer im Westen in den Sechzigern, Siebzigern und Achtzigern zu meditieren begann, tat das auf der Suche nach Grenzerfahrungen; Drogenkonsum und Meditation waren nicht weit voneinander entfernt.

Es stellte sich heraus, dass es den meditierenden Mönchen gesundheitlich ziemlich gut ging und dass sich auch meditierende Laien nicht nur besser fühlten, sondern dass sich ihr Wohlbefinden auch in den medizinischen Messwerten zeigte. Mit diesen positiven Nebenwirkungen ließ sich die Herauslösung der Meditation aus einem religiösen Kontext begründen und rechtfertigen.

Der Frage, ob dabei nicht wesentliche Elemente verloren gehen, bin ich bereits nachgegangen. Insbesondere halte ich es für sehr wahrscheinlich, dass die wirklich faszinierenden positiven Nebenwirkungen, nämlich die dauerhaft in der Hirnstruktur hinterlegten Veränderungen, sich wahrscheinlich nicht außerhalb eines umfassenden religiösen Kontextes realisieren lassen. Schon allein deshalb, weil kaum jemand ohne irgendeine Form von Glauben oder ähnlich gelagerter Überzeugung viele Zehntausend Stunden meditieren wird.

Trotzdem führt auch eigenständiges Meditieren in kleinerem Umfang manchmal schon zur persönlichen Auseinandersetzung mit den gelebten Werten. Wenn Sie jeden Tag auch nur 10 Minuten ehrlich und in Ruhe mit sich allein sind, werden Sie es auf die Dauer nicht angenehm finden, den ganzen restlichen Tag Dinge zu tun, die Sie eigentlich, wenn Sie ehrlich mit sich sind, für falsch halten.

Problemjobs mit Meditation optimieren?

Häufig wird mir die Frage gestellt: Ja, aber es sind doch gerade die Banker und Trader, die hochrangigen Manager, die heutzutage meditieren, um ihre Leistungsfähigkeit zu erhöhen. Und was die tun, ist doch wohl erstens sinnlos und zweitens unmoralisch.

Meiner Ansicht nach kann man darüber gut streiten. Brauchen wir wirklich Daytrader? Ist unsere Welt besser, weil die Manager von Bekleidungsketten es schaffen, uns T-Shirts für wenig Geld anzubieten? Sollten alle Menschen sich so viel Fleisch leisten können, wie sie wollen? Ich persönlich habe dazu durchaus meine Ansichten und richte mein Kaufverhalten entsprechend aus. Ebenso treffe ich private und berufliche Entscheidungen möglichst so, dass Sie mit meinen Vorstellungen harmonieren.

Aber habe ich damit *recht*? Sollten *alle* die Welt so sehen wie ich? Sagen wir mal: Zumindest wäre das ein eigenes, anderes Buch.

Wichtig scheint mir im Kontext der Frage, was Meditation kann: Ja, Meditation erhöht unsere Konzentrationsfähigkeit. Das liegt daran, dass wir uns beim Meditieren zu konzentrieren versuchen, und auf die Dauer gelingt das dann immer besser, weil Meditation uns vom »Hintergrundrauschen« der Welt sowie unserer eigenen unerkannten Wahrnehmungen befreien kann. Wir haben dann mehr Kapazität, uns zu konzentrieren. Und deshalb steigt auch unsere Leistungsfähigkeit. Denn einer der größten Kraftfresser ist Multitasking. Unser Hirn kann nicht multitasken, und wenn wir weniger hin und her schalten und konzentrierter arbeiten, sind wir schneller fertig, und das Ergebnis ist besser. Wir können auch leichter Entscheidungen treffen und diese ruhiger und nachvollziehbarer vertreten. Kurz: Wer regelmäßig meditiert, kann besser arbeiten. Schon 10 Minuten Achtsamkeitsmeditation pro Tag können uns dabei helfen, nicht mehr ständig geistig herumzuspringen, sondern die Versuchung des Multitaskings abzuwehren. Und wenn Sie eine Prüfung oder Präsentation vor sich haben, kann es sogar sinnvoll sein, *weniger* zu üben beziehungsweise vorzubereiten und stattdessen mehr zu meditieren: Zehn Stunden Achtsamkeit in den zwei Wochen vor einer schulischen Aufnahmeprüfung führten zu substanziell besseren Noten als bei der nicht meditierenden Vergleichsgruppe.

Ich behaupte dennoch: Wer eine Arbeit verrichtet, die mit den eigenen Werten nicht wirklich vereinbar ist, wird früher oder später über diese Erkenntnis stolpern. Und ich glaube sogar, dass genau diese Befürchtung es ist, die manche Menschen davon abhält, zu meditieren, denn wenn man erst einmal wirklich weiß, was man bisher erfolgreich verdrängt, muss man ja auch irgendwie damit klarkommen.

Doch wenn Sie einen Job haben, den *ich* für völlig überflüssig halte, *Sie* finden ihn aber relevant – dann wird auch kein Problem beim Meditieren auftreten, keine Diskrepanz. Und zwar ganz egal, ob Sie Soldat, Banker oder Lehrer sind.

Vor ein paar Jahren wurde Sport, vor allem Joggen, im Grunde jedem empfohlen, um im Job besser performen zu können. Und es stimmt ja auch: Wer am Wochenende für seine Gesundheit sorgt, kann während der Woche mehr leisten.

Ist das nun eine schlechte Empfehlung, weil wir doch eigentlich nicht Sport treiben sollten, um besser zu arbeiten, sondern um besser zu leben? Oder ist es eine tolle Empfehlung, weil die Leute, die sowieso schon Sport machen, um besser zu leben, ihn ja weiter machen können, und diejenigen, die bisher den Hintern nicht hochbekommen haben, nun aber vielleicht aus den falschen Gründen« das Richtige tun? Ist die Motivation wichtig oder nur die Handlung? Anders gefragt: Wenn ich gesünder und länger lebe, weil ich Sport mache, zu dem mich aber anfangs erst mal nur mein beruflicher Ehrgeiz motiviert hat – ist das wirklich falsch? Oder gar schädlich? Wird hier das Konzept des Waldlaufs in irgendeiner Weise ausgenutzt oder missverstanden?

Klar ist: Wenn Sie am Wochenende wider Willen Leistungssport betreiben, um sich dann unter der Woche im Büro überfordern zu können, dann leben Sie vermutlich nicht länger, sondern kürzer. Aber liegt das am Sport?

Wir alle sind mittlerweile vielen Anforderungen und möglichen Überforderungen ausgesetzt, beruflich wie privat. Meditation kann helfen, diese Anforderungen besser zu erfüllen. Sie kann aber auch helfen, zu erkennen, an welchen Stellen und in welchem Umfang man die Wünsche des Chefs, der Firma, der Kollegen oder auch der Eltern, der Kinder, des Partners oder der Freunde überhaupt erfüllen will. Und wann und warum nicht mehr.

Deshalb bin ich der Ansicht: Ja, Meditation kann aus den falschen Gründen empfohlen und begonnen werden. Aber es zwingt uns keiner, bei diesen Gründen zu bleiben. Und wenn Meditation korrekt angeleitet und durchgeführt wird, bringt sie sogar die entscheidenden Fähigkeiten automatisch mit sich: Wir lernen uns besser kennen und beginnen, uns zu vertrauen und auf uns Rücksicht zu nehmen.

Und kennen Sie das? Vier Wochen nach einem unerfreulichen Gespräch oder einem E-Mail-Wechsel liegen Sie nachts wach und denken: Hätte ich mal …! Meditation stärkt unsere Fähigkeit, zu derartigen emotionalen

Impulsen *Nein* zu sagen. Deswegen können wir uns einerseits besser auf die Dinge konzentrieren, die gerade anliegen. Andererseits gelingt es uns mithilfe dieser Fähigkeit auch besser, nicht mehr über Dinge zu grübeln, die ohnehin erledigt sind. Das entlastet und setzt Kräfte frei! Amerikaner nennen diese Fähigkeit *getting unstuck* – ich kenne dafür keine gute Übersetzung, aber es entspricht in etwa unserem Gedanken des »Sich-Freischwimmens«.

Im Übrigen: Selbst wenn Sie eine Arbeit ausüben sollten, die Ihnen, genauer betrachtet, nicht so super großartig erscheint, heißt das ja noch lange nicht, dass Sie kündigen und mit dem Zirkus davonlaufen müssen. In vielen Fällen reichen kleine Veränderungen, um die Situation, die Aufgabe und letztlich auch die Welt besser auszugestalten. Und auf genau diese Spur kann Meditation uns bringen, wenn wir es erlauben. Und wenn nicht, dann nicht – keine Angst also, Meditation zwingt oder bringt Sie zu gar nichts, Sie macht allerhöchstens sichtbar, was ohnehin schon da ist.

Wenn Sie also meditieren möchten, um Ihre Konzentration und damit Leistungsfähigkeit zu steigern, dann tun Sie das gern. Ich würde mich sehr freuen, wenn Sie dabei den Fokus nicht zu eng auf die Performancesteigerung legen, sondern offen bleiben für das Gesamterlebnis. Auf diese Weise wird Ihnen das Meditieren mehr bringen, und zwar sowohl, was Konzentrationsfähigkeit und Leistung angeht, als auch darüber hinaus.

Vorgehen

- Beginnen Sie mit der Atemmeditation. Wenn diese Ihnen schwerfällt, können Sie die Atemzüge auch zählen.
- Wenn die Meditation Ihnen gefällt, bleiben Sie dabei!

- Nach zwei bis vier Wochen können Sie, wenn Sie Interesse haben, abwechselnd Atemmeditationen und Body-Scan durchführen. Viele leistungsorientierte Menschen finden es sehr interessant, auf diese Weise den Körper oft erstmals wirklich deutlich wahrzunehmen. Anderen ist es unangenehm. Sollte es Ihnen zu unangenehm sein, kehren Sie zur Atemmeditation zurück.
- Nach vier bis sechs Wochen können Sie, wenn Sie möchten, die Vipassana-Meditation ausprobieren. Sie lässt sich leichter in einer Gruppe oder auf einem Seminar erlernen. Meditierende, die diese Technik des offenen Gewahrseins schon lange betreiben, schneiden in Konzentrationstests besonders gut ab. Zugleich soll insbesondere diese Meditationsform auch die Kreativität fördern.
- Wenn Sie irgendwann einmal über ein besonders schwieriges Problem grübeln, können Sie auch die R.A.I.N.-Meditation ausprobieren. Bei dieser und ähnlichen Meditationen untersuchen Sie einen selbst gewählten Umstand, zum Beispiel ein Problem oder eine Frage, die Sie beschäftigt. Sie können dann in Zukunft bei Bedarf auf diese Meditation zurückgreifen.

- Ziel: regelmäßige Meditation mit einer einfachen Technik, um Körper und Geist zur Ruhe kommen und regenerieren zu lassen.

Weitere Meditationshilfen für die Berufswelt

In dem Buch *The Buddha Walks Into the Office*, das leider nur auf Englisch erhältlich ist, stellt der Autor Lodro Rinzler eine ganze Reihe an Meditationsformen vor, die speziell beim Treffen und Durchsetzen von Entscheidungen im Management nützen können. Knapp zusammengefasst rät er unter anderem:

- Schaffen Sie Raum und Zeit, um auf Ihren Bauch hören zu können,
- aber entscheiden Sie nicht nur aus dem Bauch heraus, sondern bringen Sie Fachwissen und Intuition in Einklang.
- Führen Sie Teams zuverlässig mit moralischem Anstand.
- Finden Sie den Sinn in Ihrem Job und entwickeln Sie daraus eine Vision für Ihr Team.
- Freuen Sie sich an Erfolgen, feiern Sie diese mit Ihrem Team gemeinsam.

Sie sehen: Meditation, ernst genommen, ebnet nicht immer einen geradlinigen Weg zum Erfolg. Sie muss aber mit geschäftlichen Entscheidungen keineswegs kollidieren, sondern kann diese auch verbessern und erleichtern!

Blutdruck und Herzgesundheit

Meditation verändert nicht nur die Hirnstruktur, sondern hat auch auf andere körperliche Funktionen Auswirkungen. Sie kann zum Beispiel dazu beitragen, den Blutdruck zu senken. Das hängt einerseits damit zusammen, dass wir mit ihrer Hilfe schwierige Emotionen wie Wut und Angst besser bearbeiten können. Diese treiben sonst schnell den Blutdruck in die Höhe. Eine weitere Ursache für einen erhöhten Blutdruck ist Dauerstress, und auch dieser lässt sich durch regelmäßige Meditation mindern.

Darüber hinaus aber senkt Meditation auch den Herzschlag und die Atemfrequenz. Und zwar nicht nur während der Meditation selbst, wo es sich als körperliche Entspannung zeigt, als ein Zur-Ruhe-Kommen, sondern auch im Alltag. Das heißt, das Herz von Menschen, die regelmäßig meditieren, schlägt nicht so schnell, was den Herzmuskel entlastet, Herzkrankheiten vorbeugt und den Blutdruck senkt. Der Atem geht ebenfalls deutlich langsamer.

Keine Angst: Sie werden nie aus Luftmangel ins Koma fallen, wenn Sie zu meditieren beginnen. Wir bemerken den Unterschied gar nicht bewusst, er hat aber große Auswirkungen auf unsere Gesundheit – körperlich, weil das Herz-Kreislauf-System weniger belastet wird, und psychisch, weil eine ruhigere Atmung und ein langsamerer Herzschlag der Psyche signalisieren: Es ist gerade alles okay!

Zwischen Körper und Geist besteht eine Feedbackschleife. Das können Sie selbst testen. Bitte lächeln Sie einmal. Sofort fühlen Sie sich angenehmer. Schon 30 Sekunden bemühtes Lächeln bessern unsere Laune nachhaltig!

Ähnlich ist es mit der Körperhaltung. Sind wir geistig aufmerksam, sitzen wir auch entsprechend. Und setzen wir uns bewusst aufmerksam hin, können wir auch wieder besser aufpassen.

Auf die gleiche Weise schaukeln sich die körperlichen und geistigen Symptome von Stress gegenseitig hoch. Deshalb fällt es vielen Menschen so schwer, nach einem anstrengenden Tag zur Ruhe zu kommen. Weil der Körper sozusagen nicht recht glauben kann, dass der Stress jetzt vorbei ist.

Und umgekehrt beeinflussen sich körperliche und geistige Beruhigung ebenfalls gegenseitig positiv. Beginnt die Wirkung der Meditation nun im Geist oder auf körperlicher Ebene? Ich weiß es nicht und halte es auch nicht für wichtig, denn der Effekt tritt eben nur ein im Zusammenspiel.

Genau das markiert den Unterschied zwischen Meditieren und Rumsitzen. Natürlich können Sie einfach bloß dasitzen und nichts tun. Aber davon beruhigen sich weder Ihre Seele noch Ihr Körper dauerhaft. Umgekehrt ist es zwar möglich, im Tun zu meditieren. Das ist sogar ein wichtiges Ziel in vielen Traditionen: den gesamten Alltag zu einer einzigen großen Meditation werden zu lassen, aber für uns ist dies eher ein fernes Ziel. Daher sollten wir uns zufriedengeben damit, Körper und Geist mithilfe einfacher Übungen gleichzeitig und gemeinsam zu stärken.

Vorgehen

Besteht Ihr Ziel derzeit vor allem darin, Ihren Blutdruck zu senken oder Herzkrankheiten vorzubeugen:

- Beginnen Sie, je nach Interesse und Vorliebe, mit der Atem- oder der Gehmeditation (im Zweifel lieber die Atemmeditation ohne Zählung, aber besser mitzählen, als nicht zu meditieren).
- Wenn Ihnen die gewählte Meditation Freude bereitet, bleiben Sie dabei!
- Sofern Sie Ihr Repertoire erweitern wollen, probieren Sie nach zwei bis vier Wochen den Body-Scan aus. Mögen Sie ihn, dann führen Sie ihn etwa einmal die Woche durch, an den übrigen Tagen wählen Sie die Atem- oder die Gehmeditation.
- Bei Interesse können Sie nach sechs bis acht Wochen die Vipassana-Meditation ausprobieren. Diese Form ist

leichter in einer Meditationsgruppe oder in einem Wochenendseminar zu erlernen.

- Ziel: eine ruhige, regelmäßige Achtsamkeitspraxis.

Umgang mit chronischem Schmerz

MBSR, die Achtsamkeitsbasierte Stressreduktion, wurde entwickelt, um Personen mit hohem Alltagsstress zu helfen: Ärzten, Feuerwehrleuten, Polizisten, Lehrern. Jon Kabat-Zinn, der Begründer dieser Methode, arbeitete selbst an der Uniklinik Massachusetts. Bald schon stellten er und seine Kollegen fest, dass MBSR auch Patienten, die an chronischen Schmerzen litten, sehr gut half.

Vermutlich ist die Annahme, dass Meditation Schmerzen und Krankheiten richtiggehend heilt, vor allem darauf zurückzuführen. Dabei heilt die Meditation speziell in diesem Fall gar nicht. Sie hilft uns nur, mit dem Schmerz besser umzugehen. Und dadurch nimmt er ab. Denn Schmerz lässt sich gar nicht objektiv messen. Wie sollte man feststellen, wie groß Ihr Schmerz tatsächlich ist? Er lässt sich nur subjektiv messen.

So können Sie Ihren gerade empfundenen Schmerz auf einer Skala von 0 bis 10 einordnen. Wenn Sie ein Schmerzmittel einnehmen oder eine schmerzlindernde Methode anwenden und der Schmerz nimmt ab, dann würden Sie eine niedrigere Zahl auf der Skala angeben. Auf diese Weise lässt sich feststellen, ob ein Schmerzmittel oder eine Methode wirkt. Ob Ihr Schmerz hingegen objektiv größer oder geringer als meiner ist – das werden wir nie wissen.

Schmerzen werden stärker, wenn man unter ihnen leidet und daher angespannt ist. Viele Betroffene ärgern sich darüber, dass es wieder wehtut, oder sind wütend auf ihren Körper. MBSR hilft, weil es die Möglichkeit bietet, diese Spirale zu durchbrechen. Mithilfe des Body-Scans kann man den Schmerz überhaupt einmal genauer kennenlernen, und häufig stellen Betroffene fest, dass er viel variantenreicher ist als erwartet. Oft tut es auch gar nicht dort weh, wo man es im Alltag verortet, sondern genau betrachtet anderswo. Nun könnte man denken: Das will ich doch alles gar nicht wissen! Die Erfahrung zeigt jedoch, dass wir mit unserem Schmerz besser umgehen können, wenn wir ihn besser kennen.

Den Schmerz kennenlernen

Mindestens ebenso wichtig ist die Erfahrung, dass man Dinge für eine kleine Weile aushalten kann, auch wenn sie unangenehm sind. Auch das lernt man bei der Meditation. Es kribbelt im Fuß, juckt an der Nase, das Knie zwickt, oder mir wird langweilig? Man soll zum Meditieren keine Haltung einnehmen, die schmerzhaft oder gesundheitsschädlich ist, aber diese Kleinigkeiten lernen wir hinzunehmen. Und uns nicht immer dagegen zu stemmen, sondern es gut sein zu lassen. Ich bekomme an manchen Tagen einen Krampf im linken Fuß. Am Anfang habe ich gedacht, ich kann so auf keinen Fall sitzen bleiben, ich sterbe, ich habe befürchtet, gleich verkrampft sich mein ganzer Körper, und ich kann nie wieder locker lassen. Aber ich hab's überlebt und festgestellt: Wenn ich mich einfach auf den Atem konzentriere statt auf den Fuß, löst sich der Krampf einigermaßen schnell und verschwindet. Das Prinzip wende ich mittlerweile auch auf andere Körperbereiche an. Ich sitze in einer möglichst aufrechten, aber nicht starren Haltung im Schneidersitz, und immer wenn mir

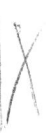

auffällt, dass irgendwo Muskeln angespannt sind, die ich dafür gar nicht brauche, bemühe ich mich, sie locker(er) zu lassen.

Es ist sogar möglich, den Schmerz selbst – so wie jede, auch jede unangenehme Wahrnehmung – zum Gegenstand der Meditation zu machen. Dann konzentriert man sich nicht mehr darauf, wie sich der Atem anfühlt oder welche Gedanken und Gefühle man wahrnimmt, sondern eben auf den Schmerz selbst. Man atmet in ihn hinein, untersucht ihn genau, nimmt ihn so präzise wie möglich wahr … freundet sich in gewisser Weise mit ihm an. Auf die Dauer kann es so möglich werden, den Schmerz zu akzeptieren, statt sich ständig gegen ihn zu stemmen und ihn loswerden zu wollen.

Misst man mithilfe einer Heizplatte das Schmerzempfinden von meditationserfahrenen Personen und vergleicht die Messungen mit ganz normalen Menschen, stellt sich heraus: Die Personen in der Vergleichsgruppe litten schon, bevor ihnen der Test-Schmerz zugefügt wurde, weil sie wussten, dass es gleich wehtun wird. Dann folgte der tatsächliche Schmerz. Und danach litten sie darunter, dass sie eben Schmerz empfunden hatten!

Offenes Gewahrsein hingegen führt zu entspannter Ruhe vor dem Schmerz, einem steilen Anstieg, wenn der Schmerz ausgelöst wird, und einem steilen Abfall der entsprechenden Emotionen, wenn der Schmerz endet. Es tat also weh, wenn es wirklich wehtat, und die übrige Zeit nicht. Viel weniger Schmerz, viel weniger Stress!

Mithilfe von MBSR und ähnlichen Vorgehensweisen lernen wir also, für einige Zeit möglichst gelassen hinzunehmen, was wir nicht ändern können, während wir gleichzeitig so gelassen und aufmerksam (= achtsam) wie möglich ändern, was wir ändern können. Vor allem lässt sich auf diese Weise auch kultivieren, den Schmerz dann wahrzunehmen, wenn er auftritt – und auch zu bemerken, wenn er nicht auftritt oder schwächer ist.

Eine geeignete Meditationshaltung wählen

Wenn Sie an chronischen Schmerzen leiden, achten Sie bitte darauf, dass Ihre Meditationshaltung diese nicht verschlimmert. Bei Schmerzen im unteren Rücken sollten Sie zum Beispiel lieber auf einem Stuhl meditieren als im Schneidersitz. Der ist auch nicht zu empfehlen, wenn Sie Knieschmerzen haben. Gehen Sie vorsichtig vor und fragen Sie im Zweifel Ihren Arzt, Ihren Meditationslehrer oder Ihren Physiotherapeuten. Grundsätzlich: Meditieren können Sie im Sitzen, Stehen, Liegen oder Gehen – zwingen Sie sich nicht in eine Haltung, die Ihnen Schwierigkeiten bereitet oder diese sogar noch vergrößert!

Vorgehen

- Belegen Sie, wenn Sie die Möglichkeit haben, einen MBSR-Kurs in Ihrer Nähe oder nutzen Sie einen MBSR-Kurs auf CD oder online. MBSR umfasst mehr als Atemmeditation und Body-Scan, und das gesamte System eignet sich sehr gut zum Umgang mit chronischem Schmerz.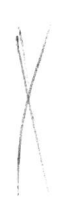
- Alternativ oder nach dem MBSR-Kurs können Sie auch Vipassana-Meditation durchführen. Faustregel: Beim MBSR sind Körperwahrnehmungen ausdrücklich willkommen, in der Vipassana-Meditation nicht ganz so sehr. Das kann gerade für Schmerzpatienten etwas zu anspruchsvoll sein.

- Sofern Sie große emotionale Schwierigkeiten im Umgang mit dem Schmerz haben, können Sie auch die Metta-Meditation üben. Sie ist aber auch ein Teil des umfassenden MBSR-Programms.

- Ziel: eine Meditation, die über die Ruhe des Körpers den Geist zur Ruhe kommen lässt und die Ihnen wenigstens nicht unangenehm oder lästig ist – um den Kreislauf der Frustration und Anspannung zu durchbrechen.

Tinnitus

Auch der Tinnitus, das Pfeifen im Ohr, kann zur chronischen Erkrankung werden. Es gibt unterschiedliche Arten von Tinnitus. Oft wird er auch mit einem Hörsturz verwechselt oder tritt gleichzeitig mit ihm auf. Ursachen für einen Tinnitus können plötzliche laute Geräusche sein, wie ein Discobesuch oder eine Explosion, aber auch Stress. Viele Tinnitus-Patienten leiden an verdrängtem Stress, sie nehmen gar nicht mehr wahr, dass Sie dauerhaft überlastet sind. Hier handelt es sich häufig um eine Kombination beruflicher und familiärer Faktoren, die einzeln alle gut tragbar wären, sich aber unbemerkt summiert haben.

Bitte lassen Sie einen »frischen« Tinnitus so bald wie möglich nach dem Auftreten ärztlich untersuchen! Vor allem wenn ein lautes Geräusch die Ursache war, kann Ihnen der Hals-Nasen-Ohren-Arzt besser helfen als Meditation.

Entspannungstechniken oder auch Meditation können Sie vor allem im Umgang mit einem Tinnitus unterstützen. Denn der nervt auf eine ähnliche Art wie ständige Schmerzen.

Vorgehen

Falls Sie schon länger einen Tinnitus haben, insbesondere wenn dieser vermutlich stressbedingt entstanden ist:

- Belegen Sie einen Kurs in Progressiver Muskelentspannung nach Jacobsen. Diese Technik hilft häufig, die Verspannungen zu lösen, sodass der Ton leiser wird oder sogar ganz verschwindet.
- Besuchen Sie einen ruhigen Yoga-Kurs, gern mit Schwerpunkt auf der Dehnung und Entspannung von Rücken und Nacken und mit einer längeren Schlussentspannung.
- Beginnen Sie mit dem Body-Scan, ergänzen Sie diesen nach einigen Tagen oder Wochen durch die Atemmeditation.
- Fügen Sie nach zwei bis drei Wochen die Metta-Meditation hinzu.

- Ziel: körperliche Entspannung, insbesondere des oberen Rückens und des Nackens, sowie regelmäßige stresslindernde Meditationen, vor allem auch präventiv.

Liebe

Nun möchte ich noch auf zwei wichtige, aber oft wenig beachtete Bereiche hinweisen, in denen Meditation zu erfreulichen Veränderungen beitragen kann: Partnerschaft und Selbstliebe.

Sie müssen keine Mutter Teresa und kein Thich Nhat Hanh werden, um zwischenmenschliche Beziehungen aktiv besser zu gestalten. Es geht auch nicht darum, windelweich zu werden und immer zu tun, was den Partner zufriedenstellt. Aber vielleicht kennen Sie noch den Bestseller *Liebe dich selbst, und es ist egal, wen du heiratest* von Eva-Maria Zurhorst. Oder Sie haben irgendwann in den letzten Jahrzehnten mal eine Frauenzeitschrift durchgeblättert oder waren in Therapie. Dann haben Sie vermutlich schon einmal von *Projektion* gehört. Projektion bedeutet im Grunde: Wir werfen unserem Gegenüber vor, was wir an uns selbst nicht leiden können. Und dadurch sorgen wir dann auch noch dafür, dass die oder der andere sich genauso verhält, wie wir es ihr oder ihm vorgeworfen haben.

Probieren Sie es einfach mal aus, sagen Sie morgen früh als Erstes mit gleichen Teilen Vorwurf und Sorge zu Ihrem Partner: »Was ist denn los, du guckst so komisch?« Mit großer Wahrscheinlichkeit wird die Reaktion Ihren Verdacht, dass irgendetwas los sei, bestätigen.

Es gibt natürlich noch viele weitere Beziehungsprobleme, die man haben kann, aber Projektionen sind eines der bekanntesten. Und mit am leichtesten in den Griff zu kriegen.

Denn Projektionen gehen auf das eigene Verhalten zurück. Weil ich mit *mir* unzufrieden bin, werfe ich meinem Gegenüber etwas vor. Weil *ich* unsicher bin, will ich mich bei jemand anders versichern. Natürlich beeinflusst die Selbstwahrnehmung unser Verhalten anderen gegenüber. Aber unsere Selbstwahrnehmung ist oft ziemlich ungenau, um es mal sehr wohlwollend auszudrücken. Das Verrückte dabei: Wir schmeicheln uns nicht nur in diesem Vorgang und halten uns für tolle Hechte, die wir nicht sind. Viel öfter noch sind wir unsicherer, als es angemessen wäre, zweifeln an uns, werten uns ab, und bemerken es vielfach noch nicht mal selbst. Diese unzufriedenen Stimmen im Kopf nennt man auch die »inneren Kritiker«.

Wenn Sie sich selbst wenigstens einigermaßen realistisch sehen können, und Ihre Umwelt auch, dann haben Sie dadurch die Möglichkeit, vielleicht die eine oder andere Projektion zu vermeiden. Selbstbild und Beziehungsinteraktionen sind natürlich recht komplexe Angelegenheiten. Aber Sie können ja mal darauf achten, ob regelmäßiges Meditieren Ihnen in diesem Bereich nützt (bei mir ist das eindeutig so).

Auch ließ sich in einer Studie nachweisen: Teilnehmer, die bereit waren, für einen guten Zweck zu spenden, berichteten von einer höheren Zahl an Sexualpartnern in der jüngeren Vergangenheit, aber auch im Leben bisher. Kurz: Gutes tun macht sexy!

Zu diesem Ziel, sollten Sie es direkt anpeilen wollen, können unterschiedliche Wege führen. Sie sind durchaus anspruchsvoll, bereiten aber gerade deshalb auch viel Freude.

Vorgehen

- Beginnen Sie mit der Atemmeditation. Üben Sie diese ein bis zwei Wochen oder länger. Sie stellt Ihr Basislager, Ihren Rückzugsort dar.
- Dann können Sie zur Metta-Meditation wechseln. Sie wünschen dabei sich und anderen Gutes. Das beeinflusst recht schnell auch Ihr alltägliches Handeln.
- Stecken Sie häufiger in problematischen Situationen, die Sie ratlos zurücklassen, bietet die R.A.I.N.-Meditation eine Möglichkeit, diese in geschütztem Rahmen genauer zu untersuchen und auch Handlungsalternativen zu entwickeln.
- Möchten Sie einmal versuchen, sich in Ihr Gegenüber hineinzuversetzen und ihr oder sein Verhalten nachzuvollziehen, führen Sie eine Tonglen-Meditation durch.

- Wiederholen sich bestimmte Situationen immer wieder, so sollten Sie bitte nicht davor zurückscheuen, therapeutische Hilfe in Anspruch zu nehmen. Meiner Frau und mir hat mal eine Therapeutin gesagt: »Das ist doch viel billiger, als sich scheiden zu lassen«, und sie hatte recht.

- Ist Ihnen der oben skizzierte Weg vielleicht etwas zu psychotherapeutisch-reflexiv, dann wählen Sie statt der oder nach der Metta-Meditation die Vipassana-Meditation. Hierbei versuchen Sie, die Welt, sich selbst eingeschlossen, so genau wie möglich, so wahrhaftig, wie es geht, wahrzunehmen. Auch das ermöglicht ruhigere, angemessenere Reaktionen. Vipassana-Meditation lässt sich erfahrungsgemäß leichter in einem Kurs oder im Rahmen eines Wochenendseminars erlernen.

- Haben Sie große, anhaltende Schwierigkeiten, sich selbst zu mögen, und geben sich unangenehm oft die Schuld an auftretenden Problemen, dann empfehle ich eine Variante des MBSR: Achtsames Selbstmitgefühl (*Mindful Self-Compassion*, kurz: MSC). Einfache Übungen kultivieren auf die Dauer einen freundlicheren Umgang mit uns selbst. Das liegt möglicherweise daran, dass erst die Akzeptanz des eigenen Fehlverhaltens uns zu positiven Veränderungen motiviert.

- Ziel: eine reflexive, forschende Meditationsform, die dabei unterstützt, die Welt so subjektiv richtig wie möglich wahrnehmen und eigene Schwächen so sein lassen zu dürfen, wie sie sind. Dann »müssen« wir sie auch nicht an anderen abreagieren.

Gesundheit und ein längeres Leben

Schließlich möchte ich noch zwei weitere Gründe nennen, die Menschen dazu motivieren können, mit dem Meditieren zu beginnen: Meditation stärkt das Immunsystem und trägt so indirekt zu unserer Gesundheit bei. Und bei Personen, die regelmäßig meditieren, lässt sich eine Verbesserung der Zellgesundheit nachweisen, die aller Wahrscheinlichkeit zu einem längeren Leben führen kann.

Unter anderem sind im Blut weniger Entzündungsmarker festzustellen, die Zahl der Helferzellen nimmt zu, und eine erhöhte *Telomerase*-Aktivität ist nachweisbar (das Enzym Telomerase hält unsere Zellen gesund). Auch verlief bei Personen, die regelmäßig meditierten, die Grippe-Impfung nachweislich erfolgreicher, es waren deutlich mehr schützende Antikörper im Blut vorhanden. Und Meditation trägt auch dazu bei, den unvermeidlichen altersbedingten Abbau von Gehirnmasse zumindest zu verlangsamen.

Was die Resilienz auf psychischer Ebene darstellt, ist das Immunsystem auf körperlicher Ebene. Funktioniert unser Immunsystem gut, können wir mögliche Infektionen besser abwehren, und wenn wir doch erkranken, werden wir schneller wieder gesund. Vielleicht haben Sie auch mal im Januar eine dicke Erkältung bekommen. Natürlich ist zu diesem Zeitpunkt die Chance dafür am größten, weil viele andere auch erkrankt sind und durch die Büros und Wohnräume niesen. Aber je stressiger die Vorweihnachtszeit war, von Geschenkekaufen bis Weihnachtsfeier, desto erschöpfter sind wir, und desto schneller werden wir krank.

Das Prinzip gilt natürlich ganzjährig und auch für Herpes, Entzündungen von kleineren Verletzungen etc. Zwar schützt Meditation nicht vor Krankheit. Eine dauerhafte

Stressreduktion aber ist eben nicht nur gut für Herz und Hirn, sondern auch für das Immunsystem! Schon nach drei Tagen Achtsamkeitsseminar lässt sich eine Abnahme der *Zytokine* beobachten. Diese Moleküle begünstigen Entzündungen. Und je mehr die Versuchsteilnehmer meditierten, desto niedriger der Zytokin-Level. Bei Personen mit großer Meditationserfahrung lässt sich zudem zeigen, dass schon ein Tag Achtsamkeitspraxis sogar Gene (zeitweilig) abschaltet, die Entzündungen begünstigen können. Und nach nur drei Monaten Achtsamkeitspraxis und Liebevolle-Güte-Meditation haben wir mehr Telomerase im Blut, ein Enzym, das die Zellalterung verlangsamt.

Warum ist das so? Weiß man noch nicht. Es liegt jedoch nahe zu vermuten: Wenn ich meinen Stress senke, mein Herzschlag ruhiger und regelmäßiger verläuft, meine Atemfrequenz sich verringert, dann läuft mein Körper eben nicht die ganze Zeit auf Überlast und muss nebenbei noch schnell die Kopien der Körperzellen raushauen. Haben Sie mal versucht, nebenbei noch schnell eine Präsentation zu kopieren? Und dann auch noch von einer Vorlage, die schon die Kopie von der Kopie ist? Unter solchen Bedingungen schleichen sich eben schneller mal Fehler ein.

Vielleicht ist es so einfach: Wenn die Körperzellen *in Ruhe* ihre Arbeit machen können, wird das Ergebnis besser. Vielleicht ist der Grund aber auch ein anderer.

Mir erscheint es durchaus plausibel, davon auszugehen, dass Meditation tatsächlich zu einem längeren Leben beiträgt. Evolutionsbiologisch werden wir ja nur dazu benötigt, Nachwuchs zu bekommen und unsere Jungen aufzuziehen, dafür reichen 35 Jahre problemlos. Jedes Jahr länger ist ein Bonus. Zwar hat durch die Entwicklung von Medikamenten und medizinischer Versorgung die durchschnittliche Lebenszeit rasant zugenommen. Aber wen verbinden wir in Gedanken schon immer mit einem längeren Leben? Genau: Mönche, Priester, weise Menschen, die eine große innere Ruhe ausstrahlen.

Vorgehen

- Um diese grundsätzlichen gesundheitlichen Vorteile genießen zu können, haben Sie im Grunde freie Wahl unter den Meditationsformen. Für die verbreiteten Varianten wie Atemmeditation, Gehmeditation, Vipassana- und Metta-Meditation sind sie nachgewiesen. Sie können diese gern nach Bedarf durch komplexe introspektive Meditationen wie R.A.I.N. oder Tonglen ergänzen. Das fördert einen weiteren Faktor des gesunden Alterns: geistige Flexibilität!

- Ziel: eine Form zu finden, die Sie gut und gern regelmäßig ausführen.

Glücklicher sein

Glück wünscht sich doch eigentlich jede und jeder. Eine Weile lang war Glück ein richtiges Trendthema, inzwischen wurde es abgelöst von Selbstoptimierung und Zufriedenheit. Wobei die Selbstoptimierung auch einen Beitrag zur höheren Zufriedenheit darstellen soll. Wenn man schneller und besser arbeitet, fitter ist und die beste Beziehung von allen pflegt, ist das doch super!

Mir scheint das eine zu verbissene Herangehensweise zu sein. Ich bin der Ansicht, dass man eben die letzten entscheidenden Faktoren für das Lebensglück nicht optimieren kann. Wir können alles Geschehen vielleicht weitgehend, aber eben nicht endgültig beeinflussen. Daher scheint es mir, das Zufriedenheit auch den Umgang mit und das Anerkennen von unerwünschten oder ungewollten Ereignissen beinhaltet.

Jedenfalls: Glück im Sinne von Würfelglück oder Lottoglück ist eine schöne Sache, aber für das Lebensglück nicht wichtig. Nicht einmal Lottomillionäre fühlen sich ein paar Jahre nach dem Gewinn noch glücklicher, und sechs bis zwölf Monate nach schweren Unfällen kehren die meisten Menschen ebenfalls auf das vorige Glücksniveau zurück.

Glück im Sinne von Zufriedenheit jedoch lässt sich mithilfe von Meditation sehr wohl kultivieren. Wer weniger gestresst ist, fühlt sich besser. Und erst wer den aktuellen Moment wahrnimmt, hat überhaupt die Möglichkeit, ihn zu genießen. Wenn es uns gelingt, weniger am Eintreten bestimmter Faktoren zu hängen, werden wir freier darin, das Leben so zu nehmen, wie es kommt. Zudem zeigen aktuelle Studien, dass Menschen erheblich mehr und differenzierter fühlen als bisher angenommen und dass gerade die Unterschiedlichkeit der Emotionen im Leben wichtig für unsere Gesundheit und unser Wohlbefinden ist. Meditation kann dabei helfen, all diese Gefühle präziser zu spüren.

Meditation macht also zufriedener – und damit glücklicher –, weil wir weniger wollen und uns zugleich mehr freuen können.

Vorgehen

Wenn Sie vor allem daran Interesse haben:
- Beginnen Sie mit der Atemmeditation.
- Testen Sie nach zwei bis vier Wochen die Metta-Meditation. Gefällt sie Ihnen, bleiben Sie dabei.
- Andernfalls probieren Sie es nach zwei bis vier Wochen mit der Vipassana-Meditation.

- Ziel: eine Meditationsübung finden, die uns regelmäßig bewusst macht, wie wenig Einfluss wir letztlich haben, und dass das nicht schlimm ist, sondern total okay.

Grenzen und Möglichkeiten der Meditation

Sie haben mitbekommen: Meditation kann im Grunde bei allem helfen, was wir mit Bordmitteln tun können. Sie aktiviert und stärkt unsere Selbstheilungskräfte. Und sie trägt dazu bei, dass es uns ganz grundsätzlich eher besser als ohne sie geht.

Folgerichtig wird Meditation im Grunde immer dann empfohlen, wenn wir anders nicht mehr weiterkommen. Dennoch gibt es einige Bereiche, in denen Meditation meiner Ansicht nach etwas »überverkauft« wird. Insbesondere wird zur Meditation auch oft geraten bei Unfruchtbarkeit, Autoimmunerkrankungen, Krebs, Depressionen, Adipositas (Fettleibigkeit) und dem Wunsch, sich das Rauchen abzugewöhnen. Und tatsächlich kann Meditation in allen diesen Fällen einen substanziellen Beitrag zum Erreichen des Ziels leisten. Aber mehr eben auch nicht!

Ungewollte Kinderlosigkeit kann organische Ursachen haben, auf die Meditation keinerlei Einfluss hat, oder psychologische Auslöser wie beruflichen Stress und dann auch noch den Stress über die ausbleibende Schwangerschaft, der sich durch Meditation zumindest lindern lässt. Ich rate dennoch dazu, Meditation hier höchstens als Ergänzung anzusehen und auf alle Fälle auch einen erfahrenen Mediziner zurate zu ziehen. Manchmal versteckt sich hinter einer Kinderlosigkeit auch eine ernsthafte Erkrankung, zum Beispiel der Schilddrüse, die diagnostiziert und behandelt werden sollte.

Autoimmunerkrankungen reichen »von … bis«. Wenn Sie zwei Monate leichten Heuschnupfen haben, kann Meditation Ihnen dabei helfen, sich darüber nicht so aufzuregen. Klar. Auch bei chronischen Autoimmunerkrankungen kann Meditation den *Umgang* mit Krankheit und Symptomen erleichtern. Das gilt übrigens ebenso für nicht chronische Kopfschmerzen, bei denen Meditation nicht den Schmerz reduzieren, aber die Schmerztoleranz vergrößern kann. Meditation kann sogar einen Beitrag dazu leisten, bei Autoimmunkrankheiten weniger Krankheitsschübe zu erleiden, sofern diese durch Stress begünstigt werden.

In noch größerem Umfang gilt dies für Krebserkrankungen. Ja, Meditation kann dabei helfen, besser mit der Krankheit umzugehen. Und das ist gut, denn negativer Stress beschleunigt das Wachstum von Krebszellen. Aber Meditation allein kann Krebs weder heilen noch auch nur aufhalten. Sie kann einzig eine korrekte, gründliche Therapie stützend begleiten! Auch *kann* sie im Endstadium der Krankheit vielleicht dabei helfen, Frieden mit der Situation und wichtigen Menschen zu schließen und so den Abschied zu erleichtern. Aber das ist gar nicht so leicht, und man sollte es jedenfalls nicht erwarten.

Dass Meditation gegen Depressionen hilft, wird häufig behauptet und ließ sich auch in vielen Studien zeigen. In manchen Fällen ist die Wirksamkeit der Meditation sogar größer als die einer medikamentösen Behandlung – und das ohne Nebenwirkungen. Der Grund dafür ist, dass die Depression das Leben düsterer erscheinen lässt, als es wirklich ist – und Meditation kann dabei helfen, dies zu erkennen und sich dann auch dagegen zu entscheiden, der Depression zu glauben. Aber Meditation kann auch dazu führen, dass die düsteren Gedanken als noch größer und überwältigender wahrgenommen werden! Faustregel: Je schwerer die Depression, desto weniger hilft Meditation allein. Insbesondere sollten Sie in einem solchen Fall nicht einfach mit diesem Buch in der Hand losmeditieren, sondern die Meditationen unter Anleitung und Aufsicht eines erfahrenen Meditationslehrers durchführen.

Wenn Sie dann und wann unter sogenannten depressiven Verstimmungen leiden, kann Meditation ein gutes Werkzeug sein. Bei vielen Betroffenen bessert sich dadurch auf die Dauer die Grundstimmung, und die dunklen Wolken ziehen seltener auf.

Sind Sie mit Ihrer Depression in therapeutischer Behandlung, so kann Meditation eine sehr gute Begleitung und Unterstützung Ihrer Therapie darstellen. Sprechen Sie mit Ihrem Therapeuten darüber! Das gilt auch, wenn Sie aktuell Antidepressiva einnehmen.

Tipp: Bei Studien in Oxford konnte man feststellen, dass die Achtsamkeitsbasierte Kognitive Therapie MBCT, die auf MBSR aufsetzt, die Rückfallquote bei schwer depressiven Patienten um 50 Prozent senkt! In einer weiteren Studie konnte gezeigt werden, dass MBCT sogar bei Patienten hilft, die nicht einmal mehr auf starke Antidepressiva ansprachen. Sind Sie oder ein Angehöriger betroffen, so kann ich diese Therapieform empfehlen!

Adipositas (Fettleibigkeit) und Rauchen sind Suchterkrankungen. Auch für diese gilt: Meditation kann dabei helfen, zu erkennen, welche Bedürfnisse Sie wirklich verspüren und welche Handlungen Sie regelmäßig ausführen, um diese zu verdrängen oder zu überspielen. Doch bei schweren Erkrankungen – und dazu gehören alle Süchte – reicht Meditation im Regelfall nicht aus, um die angestrebten Ziele zu erreichen. Es gibt viele gute Hilfsangebote, über die Ihr Arzt Sie informieren kann. Sie können dann Ihre Motivation zur Teilnahme und zum Durchhalten mithilfe regelmäßiger Meditation fördern.

Insgesamt ist es vielleicht so: Einerseits verändert und erreicht Meditation erstaunlich viel. Jedenfalls viel mehr, als man erwartet, wenn man jemanden einfach nur still dasitzen sieht. Und andererseits kann sie eben auch nicht alles, und das ist auch ganz in Ordnung.

Für alle Erkrankungen gilt: Meditation kann weder eine Diagnose noch eine Therapie ersetzen und erst recht keine akut notwendigen Medikamente! Bitte nehmen Sie die Ihnen zustehende ärztliche Hilfe in Anspruch! Im Zweifel: erst Arzt, dann Meditation.

Das Leben bewusst gestalten

Die meisten Menschen beginnen aus einem konkreten persönlichen Bedürfnis heraus, sich für Meditation zu interessieren. Sie versprechen sich vom Meditieren die Linderung eines Leids.

Das ist zwar eine »Nebenwirkung«, aber durchaus erreichbar. Je nachdem, welches Ziel Sie haben, sollten Sie eine Meditation wählen, die speziell den entsprechenden Bereich stärkt. Je ernsthafter und zuverlässiger Sie sich der gewählten Form widmen können, desto erfolgreicher wird der Prozess ablaufen.

Auf die Dauer entfaltet Meditation ihre Wirkung und Nebenwirkungen am besten, wenn Sie nicht meditieren, »um ... zu ...«, sondern sich einfach täglich hinsetzen und es tun. Wie aufstehen und Zähne putzen.

Manchmal wird sich die Meditation gut anfühlen, manchmal blöd. Macht nichts. Alles okay.

Wenn Sie sich offen auf den Vorgang einlassen, werden Sie mit der Zeit Erkenntnisse und Veränderungen in den folgenden Bereichen feststellen:

- größere innere Ruhe, auch außerhalb der Meditation
- bessere Kenntnis und Weiterentwicklung der eigenen Persönlichkeit
- stabilere Gesundheit, vom besseren Umgang mit Schmerz über weniger Infekte bis zu einem längeren Leben

Es ist meiner Ansicht nach eine lohnende Unternehmung, mit Wohlwollen immer wieder einmal auf alle drei Bereiche zu schauen. Wir stehen nie still. Wir verändern uns ständig, jeden Tag. Körperlich, intellektuell und menschlich. Dagegen können wir gar nichts tun, selbst wenn wir wollten.

Wir haben jedoch die Möglichkeit, diesen Lebensweg bewusst zu begleiten und auch wenigstens in einem gewissen Umfang zu gestalten. Meditation kann eines der Mittel dafür sein.

4

WIE MEDITATION WIRKLICH GEHT

In diesem Kapitel finden Sie Anleitungen zu unterschiedlichen Meditationsformen und Hinweise darauf, welchen Beitrag die entsprechenden Meditationen zur Heilung bestimmter Leiden leisten können.

Wie schon gesagt, ist Meditation keine Medizin und ersetzt auch keinen Arztbesuch. Erwiesenermaßen verbessert Meditation die Lebensqualität und lindert manche gesundheitlichen Probleme, dennoch sollten Sie bei Erkrankungen, insbesondere im akuten Fall, immer einen Arzt aufsuchen!

Bisher habe ich dargestellt, welche gesundheitlichen Vorteile Meditation *statistisch* mit sich bringt. Das bedeutet nicht zwingend, dass diese Wirkungen auch bei Ihnen eintreten werden. Daher sollten Sie Meditation auch niemals als Therapie betrachten oder einsetzen.

Ich werde Ihnen auf den nächsten Seiten unterschiedliche Meditationsformen vorstellen. Die recht weitverbreitete und auch gut erforschte *Transzendentale Meditation* (oft TM abgekürzt) ist nicht dabei. Diese Meditationsform darf nur gegen Gebühr von speziell ausgebildeten Lehrern unterrichtet werden, und die entsprechenden Gruppierungen stehen immer wieder im Verdacht, über sektenartige Strukturen zu verfügen. Da sich zudem mithilfe der TM nichts erreichen lässt, was nicht auch mit anderen Meditationsformen möglich ist, besteht keine inhaltliche Notwendigkeit, diese Form hier ausführlich zu behandeln.

Was ist grundsätzlich zu beachten?

Dauer und Häufigkeit

Meditation wirkt besser, wenn Sie sie nicht schnell, schnell zwischen zwei wichtige Termine klemmen. Wenn wirklich nicht mehr Zeit ist, lieber ein paar Minuten kürzer meditieren und vorn und hinten noch einen Moment zur Einstimmung und zum Ausklang haben.

Am häufigsten wird gefragt: Wie oft sollte ich meditieren? Gesichert ist mittlerweile: Regelmäßigkeit trumpft Dauer. Einmal pro Woche so richtig lange zu meditieren bringt weit weniger als mehrfach die Woche kürzer. Am Anfang sollten Sie nicht zu viel wollen – sonst scheitern Sie an den eigenen Ansprüchen. Dreimal die Woche ein paar Minuten reichen schon zum Einstieg. Ein sehr gutes Etappenziel sind viermal pro Woche 10 Minuten. Von da aus können Sie mit Häufigkeit und Dauer experimentieren. »Profis« im Kloster meditieren jeden Tag mehrere Stunden. Ich strebe fünfmal die Woche 20 Minuten an. Es gibt Wochen, in denen wird es mehr, in anderen weniger. Sie werden nach einer Weile merken, womit Sie sich wohlfühlen.

Eine Faustregel kann das in Schulen angewandte Prinzip von »fördern und fordern« sein: Sie wollen sich nicht zu viel abverlangen, denn das frustriert, aber auch nicht zu wenig, denn das langweilt.

Wenn Sie möglichst wenig entscheiden wollen: Meditieren Sie 10 Minuten täglich, sieben Tage die Woche.

Sofern Sie keine Audio-Datei als Anleitung verwenden, sollten Sie einen Timer für Ihre Meditation stellen, damit Sie nicht ständig auf die Uhr schauen müssen. Natürlich steht es Ihnen frei, einfach so lange zu meditieren, wie es sich für Sie gerade heute richtig anfühlt. Aber das ist gar nicht so einfach (denn manchmal ist diese Zeit schon nach 30 Sekunden abgelaufen). Auch wollen wir ja genau üben, mal die angenehmen und mal die unangenehmen Gefühle zu erleben, anzuerkennen, sich selbst zu überlassen.

Es wird daher empfohlen, sich vorab für eine Meditationsdauer zu entscheiden. Diese sollte vor allem zu Anfang lieber zu kurz als zu lang bemessen sein. Sie haben nichts davon, wenn Sie am ersten Tag gleich die Halbstundengrenze durchbrechen wollen. Beginnen Sie mit 1, 2 oder 3 Minuten. Steigern Sie sich langsam auf 10. Dann, nach ein paar Wochen oder Monaten, auf 15 oder 20 Minuten.

Wenn Sie so weit sind, werden Sie ein gutes Gefühl dafür entwickelt haben, ob Häufigkeit und Dauer angemessen für Sie sind oder ob Sie mit diesen Faktoren ein wenig herumspielen sollten.

Nutzen Sie als Timer bitte keinen Küchenwecker, bei dessen Klingeln Sie erschrocken zusammenfahren. Es gibt verschiedene Meditationstimer als Apps, die über besonders sanfte Gongs und Klingeltöne verfügen. Sie können auch einfach einen leisen, freundlichen Klingelton Ihres Handy-Timers auswählen.

Sofern Sie die Zeit mit Ihrem Handy messen, schalten Sie bitte die Option »nicht stören« ein und/oder schalten es in den Flugmodus, damit eingehende Anrufe, Nachrichten und Erinnerungen Sie nicht unterbrechen.

Selbstverständlich können Sie zum Messen der Zeit auch einen Küchenwecker mit einem leisen Piepton nehmen.

Sitz- und Körperhaltung

Die meisten Meditationen werden im Sitzen durchgeführt. Die traditionelle Haltung ist der Lotossitz auf einem Meditationskissen. Sie müssen jedoch weder diese Position einnehmen können noch über ein entsprechendes Kissen verfügen, um erfolgreich zu meditieren.

Nutzen Sie einen ganz normalen Stuhl, ein Sofakissen oder auch eine Treppenstufe. Ich meditiere gern im Freien, dazu eignen sich ebenfalls Treppen, aber auch Bänke oder Baumstümpfe.

Nur sehr junge Menschen können längere Zeit im Schneider- oder Lotossitz auf dem Fußboden oder einem flachen Kissen sitzen. Sie und ich brauchen dazu ein höheres Kissen. Ein festes Sofakissen reicht. Zum Ausprobieren oder auf Reisen tut es auch ein gefaltetes Kopfkissen. Natürlich spricht auch nichts dagegen, sich auch ein schönes Meditationskissen zu kaufen.

Sie können sich in den Lotossitz setzen, wenn Sie ihn beherrschen, in den halben Lotos-, oder in den Schneidersitz. Oder Sie sitzen einfach ganz normal auf einer Bank oder Ihrem Stuhl, die Füße nebeneinander aufgestellt.

Die Hände legen Sie mit den Handflächen nach unten auf die Knie. Sie können die Handflächen auch nach oben drehen – das steht für Offenheit –, wenn Ihnen das angenehm ist. Oder Sie legen die Hände in den Schoß. Dann ist es üblich, die Finger der einen Hand über die der anderen zu legen, bis die Daumen einander berühren. Oft wird geraten, die Finger der linken über die der rechten Hand zu legen.

Den Rücken halten Sie in allen diesen Positionen entspannt aufrecht. Stellen Sie sich vor, an der höchsten Stelle Ihres Kopfes wäre ein Fädchen befestigt, das Sie ganz leicht in die Höhe zieht. Dabei streckt sich bei den meisten Menschen der Nacken, das Kinn senkt sich, das Brustbein wandert ein wenig in die Höhe, die Schulterblätter ziehen sich einen Hauch zusammen.

Ihre Zunge liegt locker im Mund, die Zungenspitze kurz hinter den unteren Schneidezähnen. Oder Sie berühren mit der Zungenspitze ganz leicht den oberen Gaumen. Manche Menschen finden das zentrierend, andere anstrengend. Die Zähne liegen möglichst nicht direkt aufeinander, die Kiefermuskeln sind untätig.

Das Becken kippt in eine entspannte, stützende Haltung, meist ein wenig weiter nach vorn als bisher. Sie sitzen auf den sogenannten Sitzhöckern – die können Sie mit den Händen fühlen, wenn Sie sie unter Ihren Po schieben.

Wenn Sie mal bei der Physiotherapie waren: So würde ein Physiotherapeut Sie hinsetzen, wenn gerade einer neben Ihnen stünde.

Nun schließen Sie entweder die Augen, wenn Ihnen das angenehm ist, oder Sie richten den Blick wie beim Tagträumen, also ohne dabei zu fokussieren, in eine mittlere Entfernung.

Es gibt verschiedene Beschreibungen dieser Haltung. Die einen finden sie »würdevoll«, andere »achtsam«, »geerdet«. Viele sind der Ansicht, dass so die Energien im Körper am besten fließen können. Wenn Ihnen eine solche Vorstellung nützt, verwenden Sie sie gerne. Ich selbst bemühe mich um eine Haltung, die einerseits möglichst entspannt ist und andererseits ein Erschlaffen oder Einschlafen wenigstens nicht noch fördert, sondern eher die Aufmerksamkeit zum Ausdruck bringt beziehungsweise erhält. Also wieder mal der Mix aus Loslassen und Fokus.

Alle folgenden Meditationen können Sie in jeder dieser

Sitzhaltungen durchführen, bei Ausnahmen wie der Geh-meditation ist es angegeben. Wenn Sie aus gesundheit-lichen Gründen nicht (lange) sitzen können, lassen sich die Meditationen auch im Liegen oder im Stehen durch-führen. Probieren Sie aus, was für Sie am besten ist.

Mittendrin

Während der Meditation können mit Ihrem Körper ver-schiedene Dinge geschehen:

1. Es juckt! Versuchen Sie, es jucken zu lassen, wenn Sie können. Bleiben Sie so lange wie möglich so ruhig wie möglich. Richten Sie die Aufmerksamkeit wieder auf das gewählte Objekt (z. B. den Atem). Oft stellen Sie nach einer Weile fest, dass das Jucken nicht mehr da ist.

2. Ihr Bein schläft ein. Das ist unangenehm und beim Aufstehen sogar gefährlich. Solange Sie nur kurze Zeit meditieren, können Sie das Bein einfach einschlafen lassen und hinterher strecken und vorsichtig wach massieren. Wenn Sie länger meditieren möchten oder auch wenn Schmerzen auftreten, dürfen Sie auf jeden Fall die Sitzhaltung verändern. Das ist nie verboten! Sie sollten dies dann möglichst achtsam, also ruhig, lie-bevoll und aufmerksam tun.

3. Sie nehmen auf einmal eine punktuelle, vielleicht auch schmerzhafte Anspannung oder Verspannung wahr. In diesem Fall sollten Sie versuchen, die nicht benötigten Muskeln locker zu lassen. Beim Yoga besteht die Hälfte der Übung darin, die gewünschte Haltung einzuneh-men, also alle nötigen Muskeln auf die richtige Weise einzusetzen. Die andere Hälfte besteht darin, die nicht benötigten Muskeln loszulassen und nicht auch anzu-

spannen. Das ist oft der schwierigere Teil! Ich finde es immer wieder erstaunlich, wenn mir nach 20 Minuten Meditation plötzlich auffällt, dass meine linke Schulter fast bis zum Ohr hochgezogen ist. War die schon die ganze Zeit so? Ist das unbewusst irgendwann passiert? Und sie dann bewusst locker zu lassen, fühlt sich manchmal richtig eigenartig an. Aber es ist okay und gewünscht. Umgekehrt: Wenn Sie auf einmal bemerken, dass Sie in sich zusammengesunken sind, sollten Sie den Rücken vorsichtig und freundlich wieder aufrichten und das Becken zurück in die Ausgangsposition kippen.

Alle drei Effekte treten seltener auf, wenn Sie sich vor dem Meditieren ausführlich recken und strecken: Arme, Beine, Oberkörper, Nacken, Finger, Füße. Sofern Sie Yoga üben, können Sie auch einige Asanas ausführen, die zusätzlich zur Entspannung beitragen. Also erst den Körper durchbewegen und dann erst die Meditationshaltung einnehmen. Lohnt sich!

Nachbereitung

Wenn der Timer das Ende der Meditation signalisiert, sollten Sie nicht einfach die Augen aufreißen, in den Stand hochfedern und – *endlich!* – zügig mit dem Tag weitermachen. Geben Sie sich 1 Minute, und wenn Ihre Zeit sehr knapp bemessen ist, meditieren Sie dafür 1 Minute weniger, um langsam zurück in die große weite Welt zu finden.

Lassen Sie die Augen langsam aufflattern, indem Sie vorsichtig und behutsam mit den Lidern zwinkern. Sie können dabei auch die Hände vor die Augen heben und diese dann langsam nach unten wegziehen.

Recken und strecken Sie sich, gähnen Sie, wenn Ihnen danach ist.

Heben Sie die Schultern und lassen Sie sie entspannt heruntersinken.

Kreisen Sie mit Händen und Füßen, massieren Sie eventuell eingeschlafene Extremitäten. Lächeln Sie, wenn es Ihnen möglich ist! Sie haben sich gerade etwas Gutes getan, genießen Sie es, seien Sie zufrieden mit Ihrem Einsatz!

Erheben Sie sich dann langsam, vorsichtig, achtsam. Nehmen Sie, wenn Sie können, ein wenig der Ruhe, Gelassenheit, Zufriedenheit oder Weitsicht – oder was immer Sie während der Meditation empfunden haben – mit in den restlichen Tag. Lassen Sie die Grenze zwischen Meditation und »richtigem Leben« so durchlässig wie möglich werden.

Kleidung

Sie benötigen keine besondere Kleidung zum Meditieren. Wenn es Ihnen möglich ist, sollten Sie die Schuhe ausziehen und den Bund von Hose oder Rock öffnen, gegebenenfalls auch den Gürtel. Zu enge Kleidung wird, gerade im Sitzen, auf die Dauer unbequem.

Ziehen Sie, wenn Sie leicht frieren, bei Bedarf warme Socken an oder legen Sie eine Decke über Ihre Beine und Füße.

Zeitpunkt

Wann sollten Sie meditieren? Manche Menschen meditieren gern direkt nach dem Aufstehen. Dann sind sie sicher, es zu schaffen, und können den Tag über die positiven Auswirkungen der Meditation genießen. Andere machen die Erfahrung, dass es ihnen sehr guttut, abends vor dem Schlafengehen zu meditieren. Das sollten sie dann allerdings nicht im Bett liegend tun. Meditation, wie ich sie verstehe und in diesem Buch vorstelle, ist keine unmittelbare Einschlafhilfe. Natürlich können Sie sich ins Bett legen und zu den sanften Ansagen einer Meditations-CD ins Traumland reisen. Aber dann verpassen Sie die vielen weiteren positiven Wirkungen des Meditierens und entspannen »nur«. Wenn Ihnen das reicht: prima. In allen anderen Fällen: abends im Sitzen meditieren.

Ich bin kein Frühaufsteher, wurde aber auch mit dem abendlichen Meditieren nicht recht warm. Mein »sweet spot« ist der späte Vormittag, so gegen zehn, ersatzweise die Mittagspause. Das kann nicht jeder einrichten, klar, aber es ist oft mehr möglich, als man zuerst denkt.

Wichtig ist hier vor allem: Es gibt keinen grundsätzlich richtigen oder besten Zeitpunkt. Suchen Sie sich einen, an dem Ihnen das Meditieren möglichst leichtfällt und der Sie nicht zusätzlich stresst, zum Beispiel weil Sie die geplante Meditation den ganzen Abend als einen weiteren Punkt auf der To-do-Liste vor sich herschieben.

Ort

Manche Menschen richten sich eine Art Schrein ein, mit Kerzen, Blumen und schönen Bildern. Kann man machen, muss man aber nicht.

Es gibt auch Meditierende, die behaupten, ein Ort würde auf die Dauer mit positiver Energie aufgeladen, wenn man dort regelmäßig meditiert. Ich glaube das nicht. Eher reagieren Ihr Geist und Körper wohl wie ein pawlowscher Hund, weil sie wissen: Gleich kommt Meditation. Das ist nützlich, aber ebenfalls nicht notwendig.

Wichtig zum Meditieren ist, dass Sie sich an einem Ort befinden, an dem Sie sich angstfrei entspannen und die Augen schließen beziehungsweise sich längere Zeit auf die Meditation konzentrieren können. Insofern ist es gut, wenn Sie Ihr Telefon stumm schalten oder umleiten, wenn Sie den Computer in den Ruhezustand versetzen, wenn nicht in 10 Minuten die Kinder oder der Chef reinkommen und Essen oder eine Mappe wollen.

Man kann im Flugzeug, im Park, in der Kantine und im Großraumbüro meditieren. Ich würde dort aber nicht mit der Meditation beginnen. Zu Anfang geht es viel leichter, wenn Sie sich in Ruhe zu Hause oder im Urlaub hinsetzen und wissen, Sie haben jetzt genug Zeit und werden nicht gestört.

Sobald Sie regelmäßig meditieren, werden sich auch einer oder mehrere Orte herauskristallisieren, an denen Sie gern sitzen. Lassen Sie es einfach auf sich zukommen.

Einstieg

Die verschiedenen Meditationsformen sprechen unterschiedliche Persönlichkeiten an und bringen verschiedene Vorteile mit sich, die im dritten Kapitel dargestellt wurden. Beginnen Sie mit einer einfachen, kurzen Atemmeditation, sofern Ihnen diese nicht unangenehm ist. Nach einer oder zwei Wochen wählen Sie dann – je nach Interesse und Motivation – eine der weiteren Meditationen.

Geben Sie jeder Meditationsform zumindest eine faire Chance. Wenn möglich, probieren Sie die gewählte Form wenigstens drei- oder viermal aus. Gefällt sie Ihnen, dann bleiben Sie dabei. Falls nicht, testen Sie einen andere.

Langfristig sollten Sie sich möglichst für eine Meditationsform entscheiden und dieser treu bleiben. Das muss nicht für jedes Mal und nicht für immer gelten. Aber der positive Effekt der Meditation beruht auf der Tiefe der Erfahrungen, die wir machen, nicht auf der Breite. Das bedeutet, mit jeder Meditationssitzung verfeinern und präzisieren Sie Ihre Wahrnehmung oder Ihr Vorgehen. Sie werden nicht zum meditativen Allroundtalent, sondern zum Spezialisten – für sich! Das hilft am meisten.

Alternativen

In diesem Buch stelle ich Ihnen nur eine sehr kleine Auswahl an Meditationsformen vor. Es ist also durchaus möglich, dass ausgerechnet Ihr Liebling nicht dabei ist.

Kein Problem!

Besuchen Sie, wenn möglich, einen Meditationskurs in Ihrer Nähe. So werden Sie eine (weitere) Meditationsform oder zumindest eine persönliche Auslegung einer der hier vorgestellten Formen kennenlernen. Und dabei genauer merken, was Ihnen liegt und was nicht.

Darüber hinaus gibt es viele Meditationsanleitungen im Buchhandel auf CD, in speziellen Apps oder auch online. Wenn Sie sich einen grundlegenden Überblick über die meisten Formen verschaffen wollen, empfehle ich Ihnen das Buch *Meditation erleben: Innere Ruhe finden* von Davidji, in dem er die folgenden Meditationen vorstellt, allerdings nicht anleitet:

- Meditationen für Körper und Geist
- Visualisierungen
- Klänge
- energetisierende Meditationen
- Meditationen für die Sinne
- buddhistische Meditationen
- Mantra-Meditationen
- Chanting

Notizen

In manchen Meditationsratgebern steht, man sollte sich einen Notizblock zurechtlegen, um wichtige Erkenntnisse und Gedanken festzuhalten. Meiner Ansicht nach ist das keine gute Idee.

Es gibt tatsächlich Meditationen, bei denen es sinnvoll ist, Überlegungen und Zwischenstände festzuhalten, um im weiteren Verlauf auf sie zurückgreifen zu können. Doch die meisten Menschen nutzen den Block, um alle die Gedanken und Einfälle, die ihnen so kommen, wenn sie mal einen Moment still sitzen, aufzuschreiben. Am Ende ist das Blatt halb Einkaufszettel, halb To-do-Liste. Ich halte das für ungünstig, weil wir unserem Unterbewusstsein auf diese Weise eben nicht signalisieren, dass es jetzt mal für eine Weile zur Ruhe kommen soll, sondern aus der Meditations- im Grunde eine Brainstorming-Sitzung machen.

Es kann allgemein durchaus nützlich sein, dass Sie viele Ihrer Gedanken notieren, um sie festzuhalten und nicht zu vergessen. Aber bitte möglichst nicht während der Meditation. Wenn Ihnen in dieser Zeit ein Gedanke kommt, dann heißt das: Ihre Konzentration ist nicht mehr auf das Objekt gerichtet, auf das sie gerichtet sein sollte, beispielsweise auf den Atem. In diesem Fall besteht die selbstgestellte Aufgabe darin, die Konzentration freundlich, liebevoll, aber doch entschlossen zurückzuführen zum gewählten Objekt. Und den Gedanken oder die Überlegung davonziehen zu lassen. Das zu können ist eine sehr wichtige und ausgesprochen lernenswerte Qualität, die ausgesprochen gut gegen Einschlafschwierigkeiten, Ruhelosigkeit und sich anbahnenden Burn-out hilft!

Wenn Sie ambitioniert joggen, um fitter zu werden, würden Sie die Trainingseinheit hoffentlich auch nicht viermal unterbrechen, um »wichtige« Memos zu diktieren oder irgendwelche Anrufe zu erledigen. Wenn doch, dann ist klar, dass Ihr sportliches Engagement nicht den gewünschten Effekt haben wird und kann.

Ähnlich ist es mit der Meditation. Mal angenommen, Sie schlafen 8 Stunden und meditieren 20 Minuten, dann bleiben Ihnen noch 15 Stunden und 40 Minuten, um Ideen zu haben und Listen zu erstellen. Sie müssen also keine Sorge haben, denn in 20 Minuten mehr würden Ihre Notizen nicht weltbewegend besser werden.

Es ist für viele Menschen wichtig, sich das zu vergegenwärtigen, denn sonst ist der Drang, die zahlreichen sensationellen Gedanken, die einem plötzlich auffallen, unbedingt festhalten zu müssen, schrecklich groß.

Am Ende ist es genau wie mit dem Kratzen, wenn es juckt. In der Meditation bemüht man sich, still zu sitzen und sich eben nicht zu kratzen, wenn das geht. Das ist Teil der Übung. Vorab klingt das unglaublich schwierig und problematisch. In Wirklichkeit merkt man, dass es gar kein Problem ist. Manchmal kratzt man sich trotz allem, meistens nicht, und es juckt sowieso viel seltener, als man vorher in ängstlicher Sorge befürchtet.

So ist es auch mit den Gedanken. Sie kommen unweigerlich früher oder später, und am Anfang ist es echt schwer, sie wieder abziehen zu lassen, weil sie sich so unglaublich wichtig machen. Aber man gewöhnt sich dran. Es ist eben eines der Ziele, die wir uns hier gesetzt haben, um unserer Gesundheit etwas Gutes zu tun. Wenn man weiß, was in einem solchen Fall zu tun ist, kommt nicht auch noch die Ratlosigkeit dazu, die einen dann schnell den Weg des geringsten Widerstands einschlagen lässt. Sondern Sie werden sehen: Nach ein paar Meditationssitzungen ist es ein richtig entlastendes Gefühl, nicht die

ganze Zeit auf irgendwelche möglicherweise tollen Einge-
bungen und wichtige Einkaufshinweise reagieren zu müssen, sondern das ganze innere Gequatsche einfach mal
eine Weile links liegen zu lassen.

Anleitung

Der größte Nachteil dieses Buches ist, dass Sie sich die
Anleitungen nicht anhören können. Denn gerade während der ersten Meditationen immer wieder im Buch zu
blättern ist unpraktisch. Das tut mir leid, aber CDs einzu-
kleben ist sehr teuer.

Ich habe mich daher bemüht, die Anleitungen so zu formulieren, dass Sie sie im Kopf behalten können. Wenn Sie
doch einmal unterbrechen und nachlesen, ist das aber
auch kein Problem.

Fangen Sie mit einer einfachen Meditation an und steigern Sie die Anforderungen langsam. Dann kommen jedes
Mal nur wenige neue Elemente dazu.

Alternativ können Sie sich die Anleitung selbst auf-
nehmen. Nutzen Sie dazu einfach die »Sprachme-
mo«-Funktion Ihres Smartphones und lassen Sie ausrei-
chende Pausen.

Sie können auch ergänzend eine Meditations-CD kaufen, es gibt viele sehr gute Angebote. Achten Sie darauf,
dass die Meditationsformen und -längen enthalten sind,
die Sie ansprechen und die zu Ihrem Tagesplan und Ihren
gesundheitlichen Wünschen passen.

Ebenso werden mittlerweile etliche Apps für Smartphones angeboten, die sehr gute Anleitungen beinhalten,
oft allerdings sind diese nur durch Abschluss eines Abos
freizuschalten.

Es gibt auch gute kostenlose Anleitungen im Internet,

vielfach als Video. Mit passablen Englischkenntnissen können Sie auch auf die weit zahlreicheren englischsprachigen Angebote zurückgreifen.

Oder – ganz »alte Schule«, aber zugleich die beste Variante – Sie fragen bei Ihrer Volkshochschule oder einem Yoga-Studio in der Nähe nach passenden Meditationskursen. Dort werden Sie nicht nur eingeführt und angeleitet, sondern genießen gleich noch ein Gruppenerlebnis. Denn es ist zwar schwer zu erklären, warum (ohne auf kosmische Energien zurückzugreifen), aber Meditation in der Gruppe fühlt sich schon deutlich anders an als allein. Ob Sie es lieber mögen, ist die zweite Frage, aber einen Versuch ist es allemal wert!

Ernsthaftigkeit

Zum Schluss möchte ich darauf hinweisen, dass Meditation besser zu »funktionieren« scheint, wenn man sie mit einer gewissen Ernsthaftigkeit betreibt. Sie werden im Sport ja auch nicht besser, wenn Sie zwar jede Woche zum Training gehen, dann aber nicht wirklich mitmachen.

Sie müssen nicht daran glauben, dass Meditation etwas nützt. Sie müssen die Übungen nur ebenso gutwillig wie eben auch engagiert durchführen. Viele Menschen sitzen einfach bloß da, denken an dies und das, richten sich dann noch mal ein wenig auf, wiederholen im Geiste die nötigen Sätze, driften dann wieder ab … und wundern sich, wenn es ihnen auch nach Wochen noch genauso geht wie zu Anfang.

Wenn Sie unsicher sind, besuchen Sie zumindest am Anfang einen Meditationskurs, dann können Sie bei den anderen »abgucken« und werden schnell merken, was ich mit Ernsthaftigkeit meine. Meiner Ansicht nach soll

Meditation im Regelfall Freude bereiten. Ziel ist nicht Qual! Aber lassen Sie sich auch nicht einfach nur berieseln oder sitzen Sie Ihre Zeit ab. Fordern Sie sich! Geben Sie Ihr Bestes!

Persönlichkeitstypen

Im dritten Kapitel dieses Buches haben wir uns ausführlich damit beschäftigt, welcher Nutzen sich mithilfe welcher Meditation erreichen lässt. Zum Teil ist damit eher gemeint: Wie lässt sich der gewünschte Effekt am schnellsten oder einfachsten erzielen? Manchmal aber bringt eine bestimmte Meditation zwar allerhand Vorteile mit sich, lässt aber ausgerechnet Ihr Problemfeld links liegen.

Unter den folgenden Anleitungen finden Sie ebenfalls entsprechende Verweise auf die bekanntesten gesundheitlichen Vorteile der jeweiligen Meditationen.

All diese Kosten-Nutzen-Kalkulationen basieren jedoch auf statistischen Erkenntnissen. Dabei kommt in gewissem Maße die eigene Persönlichkeit zu kurz. Denn einerseits ist Ihr Charakter ein wichtiger Teil dessen, was Sie in die Meditation einbringen. Andererseits zielen ja die erstrebten Ergebnisse oft genau auf eine Veränderung der eigenen typischen Reaktionsweise auf das Leben, sollen also (auch) den Charakter beeinflussen.

Und genauso wie nicht jede Meditation für oder gegen alles hilft, so spricht nicht jede Meditationsform jede Person an, die meditieren möchte. Daher gebe ich Ihnen im Folgenden noch einige Tipps zur Auswahl einer passenden Meditation, zumindest zum Einstieg.

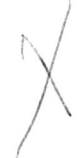

- Sie fühlen sich schnell überfordert und möchten einfach nur Ihre Ruhe? → Atemmeditation, offenes Gewahrsein

- Es fällt Ihnen schwer, still zu sitzen (oder Sie befürchten das zumindest); Sie fahren lieber einen Umweg, als abzuwarten, bis der Stau sich auflöst? → Atemmeditation mit Zählen, Gehmeditation, Metta-Meditation
- Sie haben fast schon ein wenig Angst davor, was für Gedanken aus Ihrem Unterbewusstsein ans Tageslicht kommen könnten? → Atemmeditation mit Zählen, Gehmeditation, Metta-Meditation, R.A.I.N.-Meditation
- Sie sind gern allein und lieben die Stille? → Atemmeditation, offenes Gewahrsein
- Sie denken gern über Dinge nach und suchen hartnäckig nach Lösungen für Probleme? → Atemmeditation mit Zählen, Gehmeditation, Tonglen
- Sie leiden an chronischen Schmerzen? → Gehmeditation (wenn möglich), Metta-Meditation, Tonglen (außerdem kann für Sie ein MBSR-Kurs sehr hilfreich sein)
- Haben Sie schnell das Gefühl, nicht voranzukommen, und werden mutlos? → Atemmeditation mit Zählen, Gehmeditation, Metta-Meditation (und wenn mal irgendwo eine Klangschalen-Meditation angeboten wird, gehen Sie hin)
- Sind Sie leicht für Dinge zu begeistern, aber verlieren auch schnell wieder das Interesse? → offenes Gewahrsein, Tonglen

Dies sind natürlich keine zwingenden Vorgaben, sondern nur als Anregungen zu verstehen.

Atemmeditation

Dauer: Beginnen Sie mit 1 Minute. Steigern Sie sich minutenweise bis 5 Minuten. Danach können Sie entweder andere Meditationsvarianten erproben oder die Meditationsdauer weiterhin steigern.

Nehmen Sie eine Meditationshaltung ein, die Ihnen angenehm ist. Stellen Sie Ihren Timer auf die gewählte Zeit. Schalten Sie gegebenenfalls »nicht stören« auf Ihrem Handy ein.

Der Atem, auf den wir uns nun konzentrieren, ist nur ein Mittel, um den Geist zu fokussieren und zu beruhigen. Daher geht es nicht darum, anders zu atmen als sonst. Sondern einfach nur möglichst aufmerksam zu verfolgen, wie Sie atmen: langsam oder schnell? Tief oder flach? Durch den Mund oder durch die Nase? Wenn möglich, atmen Sie beim Meditieren lieber durch die Nase.

Können Sie spüren, wie die Luft durch die Nasenlöcher strömt? Wie die Nasenlöcher sich beim Einatmen ein wenig weiten?

Fühlt sich die einströmende Luft eher kühl oder warm an? Wie nehmen Sie die Luft auf der Zunge, im Atem und in der Luftröhre wahr?

Können Sie spüren, wie Ihr Brustkorb sich weitet? Atmen Sie bis tief in den Bauch hinunter und können das Heben und Senken der Bauchdecke fühlen?

Nachdem Sie den Atem auf diese Weise ein wenig untersucht haben, konzentrieren Sie sich auf das Ein- und Ausatmen und lassen den Atem einfach ruhig und ungehindert fließen.

Irgendwann werden Sie bemerken, dass Sie nicht mehr

auf Ihren Atem achten, sondern an etwas ganz anderes denken. Das ist okay. Das passiert jedem, auch dem Dalai Lama.

Diesen Moment überhaupt wahrzunehmen, das ist die Achtsamkeit, nach der wir streben: zu bemerken, was gerade los ist, was geschieht – in uns und um uns herum.

Lassen Sie dann – auch wenn es Ihnen schwerfällt, selbst wenn Sie Ihren Gedanken toll oder wichtig oder originell finden – den Gedanken oder die Überlegung davonziehen und konzentrieren Sie sich wieder auf den Atem.

Das wiederholen Sie fünfmal, zwanzigmal, tausendmal. Es geschieht immer wieder, und die Übung der Meditation besteht darin, die Konzentration auf möglichst entspannte Weise möglichst lange halten und möglichst leicht wieder erlangen zu können.

So beobachten Sie also Ihren Atem Atemzug für Atemzug für Atemzug, bis der Timer piepst oder gongt. Dann recken und strecken Sie sich, lächeln Sie. Freuen Sie sich über die kleine Auszeit, die Sie sich gegönnt haben, und nehmen Sie ein wenig der erlangten inneren Ruhe mit in den verbleibenden Tag.

Varianten der Atemmeditation

Dauer: 5 Minuten oder länger

Es gibt etliche Varianten der eben vorgestellten Atemmeditation, die Sie auch ausprobieren können, wenn Sie möchten. Manchen Menschen fallen einige Varianten leichter als andere. Für den Meditationserfolg ist es egal, welche Variante Sie wählen.

Nehmen Sie Ihre Meditationshaltung ein und stellen Sie Ihren Timer. Schalten Sie Ihr Handy auf »nicht stören«.

Achten Sie für einige Atemzüge auf Ihren Atem, wie oben beschrieben.

Dann führen Sie eine der folgenden Varianten durch:

Variante 1

Sie sagen stumm im Geiste beim Einatmen »ein« und beim Ausatmen »aus«.

Wenn Sie bemerken, dass Sie damit aufgehört haben oder sogar an etwas ganz anderes denken, fangen Sie einfach wieder damit an: »ein«, »aus«, ein«, »aus«, »ein«, »aus« und immer so weiter.

Variante 2

Sie richten Ihre Konzentration nicht auf den Atem, sondern auf die Zwischenräume zwischen dem Einatmen und dem Ausatmen. Achten Sie einmal darauf. Wenn Ihr Atem ruhig fließt, ergibt sich eine kleine Pause vor dem Einatmen und eine weitere kleine Pause vor dem Ausatmen.

In diese Pausen können Sie sich richtig hineinsinken lassen. Es sind Inseln der Ruhe! Der Atem geht, solange wir leben, immer weiter ... ein ... aus ... ein ... aus ..., und immer zwischendurch entsteht ein kleiner Moment der Stille, von dem Sie sich davontragen lassen können, wenn Sie möchten.

Diese Pausen werden im Englischen »gap« (Abstand) genannt, und einige Meditationslehrer betrachten sie als Symbol für den Abstand zwischen Aktion und Reaktion, den wir mithilfe der Meditation ganz automatisch kultivieren. Denn einer der positiven Effekte des Meditierens besteht darin, dass wir nicht mehr ganz so schnell automatisch auf alles und jeden reagieren, sondern den Hauch einer Chance bekommen, zum Beispiel sich auf einen sich anbahnenden Streit nicht einzulassen. Oder eine Herausforderung nicht anzunehmen. Einen Moment der Angst wahrzunehmen und dadurch in die Lage versetzt zu werden, überprüfen zu können, ob die Angst dem Moment angemessen ist – manchmal ist sie es, manchmal nicht.

Diese sogenannte Reaktivität – das Reagieren auf »Autopilot« – nimmt ab, wenn man regelmäßig meditiert, weil die innere Ruhe und die Aufmerksamkeit für die Welt zunehmen. Dafür soll diese kleine Atempause ein Sinnbild sein. Ich glaube das zwar nicht, liebe aber die Meditation auf die Atempausen und finde sie unerklärlicherweise auch viel intuitiver als die reguläre Atemmeditation.

Variante 3
Zählen Sie Ihre Atemzüge. Sagen Sie beim Einatmen im Geiste stumm »eins« und zählen Sie immer weiter. Wenn Sie bemerken, dass Sie nicht mehr zählen, beginnen Sie erneut bei »eins«.

Variante 4
Zählen Sie Ihre Atemzüge stumm im Geiste von eins bis zehn, dann beginnen Sie wieder bei »eins« (das nimmt der Übung den Ehrgeiz, möglichst weit zu kommen).

Variante 5
Zählen Sie, indem Sie beim Einatmen *und* beim Ausatmen jeweils stumm im Geiste »eins« ... »eins« ... »zwei« ... »zwei« ... »drei« ... »drei« ... sagen.

Möglicher Nutzen

Atemmeditationen werden häufig als Einstieg in die Meditation verwendet. Sie helfen vor allem bei:

- dauerhaftem Stress
- Konzentrationsschwäche
- depressiven Verstimmungen
- Bluthochdruck
- Herzkrankheiten
- Schlafstörungen

Achtsamkeit

Dauer: 5 Minuten oder den ganzen Tag

Manchmal versuche ich, den Marmeladendeckel auf das Honigglas zu schrauben. Und wenn es nicht geht, fällt mir nicht etwa auf, dass der Deckel zu groß oder zu klein ist, sondern ich schraube einfach weiter, kippe den Deckel hin und her, bin immer genervter. Während ich im Geiste mit etwas ganz anderem beschäftigt bin, zum Beispiel mit dem vor mir liegenden Tag. Ich plane und überlege, was werde ich schreiben, welche Termine liegen an, wie soll ich das alles schaffen? Und währenddessen gelingt es mir einfach nicht, dieses verdammte Glas zuzuschrauben! Es ist doch nicht zu … und erst dann macht es auf einmal *klick*, und ich kehre zurück in die Gegenwart und muss über mich selber lachen.

Früher habe ich mich an dieser Stelle über mich und meine Unaufmerksamkeit, man könnte auch sagen: Un-Achtsamkeit, geärgert. Aber das bringt ja auch nichts, also habe ich inzwischen damit aufgehört.

Achtsamkeit bedeutet, das, was wir gerade tun, *wirklich*

und mit voller Aufmerksamkeit zu tun. Kein Multitasking, sondern volle Präsenz. Im Idealfall lebt man so jeden Tag den ganzen Tag. Aber das muss man natürlich erst mal üben.

Die auf den vorigen Seiten vorgestellte Atemmeditation ist ein guter Weg zur Achtsamkeit. Denn immer wenn wir bemerken, dass wir im Geiste ganz woanders sind als *hier und jetzt*, haben wir nun die Möglichkeit, uns auf einen Atemzug ganz auf diesen zu konzentrieren.

Ergänzend gibt es zwei Übungen, die uns helfen können, mehr Achtsamkeit im Alltag zu kultivieren: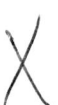

1. Sie beginnen eine Atemmeditation wie vorher dargestellt. Nach einigen Minuten erweitern Sie Ihren Fokus auf beispielsweise Geräusche oder Körpergefühle. Nun achten Sie also nicht mehr auf den Atem, sondern stattdessen darauf, was Sie hören. Sie deuten und interpretieren die Geräusche nicht, sondern nehmen sie einfach nur zur Kenntnis. Es ist also egal, ob Sie auf diese Weise eine Symphonie oder ein Sägewerk hören. Die Übung geht allerdings leichter, wenn die Geräusche weder zu mitreißend, wie Musik, noch zu überwältigend, wie ein Presslufthammer, sind. Versuchen Sie es mal im Park oder auch in Ihrem Wohnzimmer.
2. Alternativ oder ergänzend dazu können Sie jede beliebige Handlung Ihres Alltags zur Achtsamkeitsmeditation erklären. Vielleicht spülen Sie einmal so aufmerksam Sie können einen Teller ab. Oder schmieren sich ein Butterbrot. Langsam, respektvoll, neugierig, offen. Es ist egal, was Sie auf diese Weise tun.

Diese Formen der Achtsamkeitsmeditation können Sie jederzeit in Ihren Tag holen. Sie sind vor allem dann sehr hilfreich, wenn Sie sich in einer schwierigen Situation befinden, die Sie nicht ändern können. Ein stressiges Meeting können Sie erden, indem Sie sich für einen Moment auf Ihren Atem oder das Gefühl Ihres Hinterns auf dem Stuhl konzentrieren. Eine lästige Arbeit können Sie leichter überstehen, wenn Sie sich nicht mehr so auf Ihren Frust, sondern stattdessen auf die Wahrnehmung des reinen Tuns konzentrieren.

Ich nutze diese Übung beispielsweise im Flugzeug, wenn Turbulenzen auftreten. Dann achte ich auf meinen Atem, meinen Rücken, die Geräusche in der Kabine. Daneben ist kein Platz mehr für meine besorgten Zukunftsfantasien. Allerdings ist das kein Patentrezept. Es ist genauso gut möglich, dass Sie in derselben Situation einen Fokus auf das Geschehen als noch beunruhigender empfinden. Ich möchte damit nur zeigen, dass es sich lohnt, mit Achtsamkeit zu experimentieren.

Das soll übrigens keineswegs heißen, dass man nun alles gut finden oder stoisch ertragen muss. Im Gegenteil. Vielleicht bemerken Sie beim achtsamen Abwaschen, wie sehr Sie diese Tätigkeit hassen, und kaufen am nächsten Tag eine Spülmaschine. Das ist okay.

Ziel der Übung ist vor allem, immer öfter Momente zu erleben, in denen wir den Moment tatsächlich *erleben*. Und das dann möglichst auch noch, ohne ihn zu *bewerten*. Deswegen ist es leichter, mit Geräuschen oder unproblematischen Haushaltsarbeiten anzufangen. Versuchen Sie es einfach mal, wenn Sie Lust darauf haben. Oder wenn Sie das nächste Mal in einer Situation sind, in der Sie neben sich stehen, sich ärgern, sich langweilen, an tausend Dinge auf einmal denken.

Ein Drittel der Übung ist, überhaupt zu bemerken, dass wir gar nicht gegenwärtig sind. Ein Drittel ist, sich dann zu entschließen, die Gegenwart mal genauer unter die Lupe zu nehmen. Und ein Drittel besteht darin, dabei nicht ungeduldig oder ärgerlich mit sich selbst zu sein, sondern geduldig und freundlich.

Dann klappt's auch mit dem Honigglasdeckel.

Möglicher Nutzen

Achtsamkeit im Alltag hilft gegen:

* Wutausbrüche
* Konzentrationsschwierigkeiten
* depressive Verstimmungen
* Schlafstörungen

Gehmeditation

Dauer: 5–10 Minuten

Gehmeditationen sind eine aktive Alternative zur Atemmeditation. Sie werden in Klöstern und auf Seminaren häufig als Abwechslung zu sitzend durchgeführten Meditationen eingesetzt.

Traditionell werden Gehmeditationen barfuß durchgeführt. Es geht aber genauso gut auch in Socken oder Strümpfen. Nach einiger Zeit werden Sie auch in der Lage sein, Gehmeditationen in Schuhen zu nutzen, zum Beispiel vor einem Meeting oder auf dem Flughafen.

Ziehen Sie nun Ihre Schuhe aus, wenn Sie welche tragen, und wenn es warm genug ist, auch Ihre Strümpfe. Sie können die Übung auch im Freien durchführen, wenn Sie möchten.

Suchen Sie sich eine gerade Strecke von drei bis vier Metern. Gleich werden Sie Ihre Aufmerksamkeit darauf richten, wie Sie diese Strecke sehr langsam, Schritt für Schritt, gehen. Sie gehen also, und gleichzeitig beobachten Sie sich dabei.

Stellen Sie sich aufrecht hin, die Füße etwa hüftbreit auseinander. Spüren Sie, wie die Fußsohlen auf dem Boden aufliegen. Können Sie den Untergrund wahrnehmen? Ist er weich oder hart, glatt oder rau, kühl oder warm?

Pendeln Sie mit dem Oberkörper ein wenig vor und zurück, nach links und nach rechts, bis Sie in der Mitte ein stabiles Gleichgewicht gefunden haben. Lockern Sie die Knie leicht und richten Sie den Oberkörper auf, als wäre oben am Kopf ein unsichtbarer Faden befestigt, der Sie in die Länge zieht. Senken Sie das Kinn um eine Winzigkeit. Den Blick richten Sie entweder entspannt geradeaus oder – das bevorzuge ich – auf den Boden vor sich.

Setzen Sie nun Ihre Schritte so langsam wie möglich und fühlen Sie so genau Sie können in die Bewegungen hinein.

Mit welchem Fuß tun Sie den ersten Schritt?

Verlagern Sie Ihr Gewicht auf den anderen Fuß und leicht nach vorn. Lösen Sie den Fuß, mit dem Sie gehen wollen, vom Boden.

Versuchen Sie wahrzunehmen, wie die Sohle sich vom Boden löst, wie das Knie sich beugt, was Ihre Hüfte zu dem ersten Schritt beiträgt.

Es folgt eine bogenförmige Bewegung durch die Luft, dann setzen Sie den Fuß ein Stückchen weiter vorne wieder auf. Trifft zuerst die Ferse auf den Boden, der Ballen, die Zehen? Können Sie spüren, wie immer mehr Gewicht auf dem vorderen Fuß lastet? Immer weniger auf dem hinteren?

Es folgt der nächste Schritt. Wie fühlt der sich an? Wie

genau können Sie ihn wahrnehmen? Welche Muskeln arbeiten mit?

Gelingt es Ihnen, nicht benötigte Muskeln locker zu lassen?

Können Sie Schritt für Schritt die Ausgleichsbewegung des Oberkörpers wahrnehmen? Vollführen Sie Ihre Schritte so normal wie möglich, allerdings so langsam, dass Sie die einzelnen Phasen der Bewegung genau spüren.

Ist der Nacken noch entspannt, der Kopf noch aufrecht, der Oberkörper noch gerade? Sind die Arme locker und bewegen sich leicht mit?

Es gibt kein Richtig und kein Falsch, nur Ihre ganz persönliche Wahrnehmung. Es geht darum, bewusst und konzentriert eine alltägliche Bewegung neu wahrzunehmen. Der Mönch und Meditationslehrer Thich Nhat Hanh formuliert es so: »Gehe, als wolltest du die Erde mit deinen Füßen küssen.«

Zu Anfang werden Sie vielleicht nur drei, vier Schritte machen können, bevor der Autopilot übernimmt und Sie wie sonst immer vor sich hin gehen. Wenn Sie das bemerken, verlangsamen Sie die Bewegung wieder und richten die Aufmerksamkeit erneut auf Ihren Gang.

Jeweils am Ende der gewählten Strecke wenden Sie, und auch diese Bewegung führen Sie so langsam und aufmerksam wie möglich durch.

Ein Tipp: Auf diese Weise können Sie im Alltag praktisch jede noch so kleine Bewegung zur Meditation machen, zum Beispiel wenn Ihre Nerven in einem Meeting zu flattern beginnen.

Achten Sie, wenn Sie möchten, einmal darauf, ob Sie immer auf demselben Bein drehen, immer in dieselbe Richtung? Können Sie auch auf dem anderen Bein wenden, die Drehung in die andere Richtung durchführen?

Wie fühlt sich das an? Ist es Ihnen vielleicht sogar auf eine unerklärliche Weise unangenehm? Falls ja, was könnte das bedeuten oder über Sie und Ihr Handeln aussagen?

Wenn Ihre Zeit um ist, bleiben Sie stehen, atmen einmal tief ein, halten den Atem kurz an, lächeln dabei, wenn es Ihnen angenehm ist, lassen den Atem langsam ausströmen und schütteln Beine und Arme kurz aus. Lockern Sie auch Schultern und Nacken, wenn Sie mögen.

Versuchen Sie, wenn Sie können, einen Hauch dieser Aufmerksamkeit für Ihr alltägliches Handeln mit in den restlichen Tag zu nehmen.

Möglicher Nutzen
Gehmeditationen lassen sich leicht in den Alltag integrieren. Sie sind zudem eine gute Möglichkeit des Einstiegs für diejenigen, die ungern still sitzen oder beim Stillsitzen vielleicht sogar Angstzustände empfinden. Sie hilft vor allem gegen:
- übermäßigen Stress
- Konzentrationsschwierigkeiten
- akute Angstzustände
- drohenden Burn-out

Vipassana-Meditation – vereinfacht

Dauer: 10–20 Minuten

Vipassana bedeutet »Einsicht« und bezieht sich darauf, die Dinge so zu sehen, wie sie sind. In diesem Sinn wird Vipassana auch als »offenes Gewahrsein« verstanden. Die Vipassana-Meditation ist eine über 2500 Jahre alte Meditationstechnik. Sie wird häufig bei Meditationsretreats und in Klöstern unterrichtet. Der Meditierende erkundet im Rahmen dieser Meditationsübung über einen längeren Zeitraum hinweg, zumeist jeden Tag mehrere Stunden lang, zuerst den eigenen Körper, dann den eigenen Geist, um schließlich alles genau so zu sehen, wie es *wirklich ist*.

Das heißt, die Vipassana-Meditation ist ein bewusster Schritt auf dem Weg zur Erkenntnis der Welt.

Wenn man die Zeit verkürzt, kommt man auf diesem Weg vielleicht nicht bis ans Ziel. Dennoch stellt diese Methode eine interessante und für viele Menschen angenehme Alternative zur Atemmeditation dar.

Nehmen Sie Ihre Meditationshaltung ein und stellen Sie den Timer auf 10 bis 20 Minuten. Schließen Sie die Augen, wenn es Ihnen angenehm ist, oder richten Sie den Blick ohne Fokus in eine mittlere Entfernung. Legen Sie die Hände entspannt auf die Oberschenkel oder wie weiter vorne beschrieben in den Schoß. Achten Sie darauf, dass Ihr Rücken entspannt aufgerichtet ist. Die sogenannte Krone des Kopfes, der höchste Punkt, zieht ein wenig nach oben.

Lassen Sie einige Atemzüge ruhig kommen und gehen.

Ab jetzt benennen Sie, was geschieht. Sie kennen das schon von der Atemmeditation. Dort habe ich die Variante vorgestellt, beim Einatmen stumm im Geiste »ein« zu sagen, beim Ausatmen »aus«. In der Atemmeditation richteten wir dabei die Konzentration auf das Gefühl des Atems zum Beispiel in den Nasenlöchern oder in der Luftröhre, in der Brust oder im Bauch.

In der Vipassana-Praxis wird geraten, sich auf das Heben und Senken der Bauchdecke zu konzentrieren. Dabei wird das entsprechende Wort dann jeweils zweimal im Geiste wiederholt. Also: Heben – »ein, ein«. Senken: »aus, aus«. Heben: »ein, ein«. Senken: »aus, aus«.

Sie können auch »heben, heben« und »senken, senken« verwenden.

Wenn Sie nun in der Ferne einen Hund bellen hören, können Sie dies benennen: »bellen, bellen«. Danach richten Sie die Aufmerksamkeit wieder auf den Atem: »ein, ein … aus, aus …«

Juckt es irgendwo, denken Sie: »jucken, jucken«. Kratzen sich aber nicht, sondern bleiben Sie ganz ruhig sitzen.

Wenn Sie bemerken, dass Sie über etwas nachdenken, benennen Sie auch dies: »denken, denken«, und dann kehren Sie wieder zurück zum Atem: »ein, ein … aus, aus …«

Insbesondere Ihre eigenen Gedanken und Gefühle können Sie so differenziert beobachten und benennen, wie Sie möchten. Es ist vollkommen ausreichend, wenn Sie bei »denken, denken« bleiben. Sie können aber auch »Wut, Wut« oder »Eifersucht, Eifersucht« oder »Sehnsucht, Sehnsucht« nehmen. Oder »Angst, Angst«.

Es kann gut sein, dass Sie geradezu darüber erschrecken, wie intensiv und häufig gerade Gefühle wie Ärger, Wut, Angst und Trauer sind. Keine Angst. Sie bekommen auf diese Weise nur das zu Gesicht, was ohnehin in Ihrem Unterbewusstsein präsent ist. Sie erzeugen keine Gefühle und sollten sich für diese auch nicht schämen. Sie erlangen die Möglichkeit, sich besser kennenzulernen und mit sich selbst auseinanderzusetzen, sind dazu jedoch keineswegs gezwungen.

Anfangs werden Sie vielleicht gar nicht genau sagen können, was Sie spüren, oder Sie glauben, nichts zu fühlen. Auch das ist in Ordnung. Vielleicht benennen Sie diesen Gedanken, wenn er denn auftaucht, mit »Zweifel, Zweifel«, und dann kehren Sie einfach wieder zum Atem zurück, »ein, ein … aus, aus …«. Sie warten darauf, dass die Zeit um ist und der Timer piepst … »Ungeduld, Ungeduld … ein, ein … aus, aus …«.

Beenden Sie die Meditation, indem Sie sich vornehmen, die Augen zu öffnen – »vornehmen, vornehmen« –, dann öffnen Sie sie – »öffnen, öffnen« –, und wenn Sie Lust haben und sich dazu in der Lage sehen, können Sie die Meditation auch noch in den Alltag mitnehmen: »aufstehen, aufstehen«, »gehen, gehen«, »sehen, sehen«, »ein, ein«, »aus, aus« und so weiter. Sie können die Meditation auch jederzeit mit »beenden, beenden« zum Abschluss bringen.

Das Benennen soll deutlich machen, dass zwischen unserer unmittelbaren Wahrnehmung und unserer Reaktion darauf stets ein Abstand besteht, in dem wir die Wirklichkeit deuten und interpretieren. Dieser Abstand ist mal größer und mal kleiner. So können wir die Wahrnehmung und unseren Umgang damit immer weiter schulen, bis wir hoffentlich möglichst nah an die Wirklichkeit herankommen. Zugleich erlernen wir, uns nicht so schnell mit den eigenen Gefühlen zu identifizieren: Ich *bin* nicht wütend, sondern ich empfinde »Wut, Wut«. Und die Schlange an der Kasse *ist* nicht unerträglich langsam, sondern ich verspüre »Ungeduld, Ungeduld«.

Möglicher Nutzen

Die Vipassana-Meditation ist eine der bei Mönchen am häufigsten untersuchten Meditationsformen. In Studien wurden viele Vorteile ermittelt, die sich durch Vipassana, das »offene Gewahrsein«, erreichen lassen, darunter:

- besserer Umgang mit Stress
- weniger intensive Reaktion auf unangenehme Gefühle
- Burn-out-Prävention
- gesteigerte Konzentrationsfähigkeit

See-Meditation, Berg-Meditation, Body-Scan, Yoga als Meditation

Dauer: je 20 Minuten

Für diese vier Meditationen finden Sie hier *keine* Anleitung. Denn es ist zumindest die ersten Male eigentlich unumgänglich, während der Durchführung laufend angeleitet zu werden, entweder persönlich oder mithilfe einer Aufnahme. Gedruckte Anleitungen für diese vier Übungen finde ich wenig hilfreich. Alle vier sind Bestandteil der von Jon Kabat-Zinn entwickelten Achtsamkeitsbasierten Stressreduktion (MBSR), und es gibt zahlreiche wunderbare Anleitungen auf CD. Wenn Sie gut Englisch können, finden Sie auch ausgezeichnete kostenlose Versionen im Internet. Und Sie können diese Meditationen im Rahmen des achtwöchigen MBSR-Kurses erlernen.

Die Wirkung dieser Meditationen ist im Grund nicht anders als die in der bereits vorgestellten Atemmeditation. Wir beruhigen Körper und Geist, um nachfolgend (wieder) besser mit Stress umgehen zu können.

Dennoch möchte ich hier die jeweiligen Varianten kurz umreißen, damit Sie entscheiden können, ob Sie diese Meditationen doch einmal ausprobieren möchten.

See-Meditation und Berg-Meditation sind Visualisierungen. Wir nehmen die Rolle eines Sees oder eines Berges ein. Der See symbolisiert die Tiefe unserer Persönlichkeit. Seine Oberfläche verändert sich durch Wind und Wetter, aber in der Tiefe bleibt er gleich. Der Berg verleiht uns Stärke und Stabilität. Egal, ob es regnet, schneit oder die Sonne scheint: Der Berg bleibt ganz ungerührt ein Berg und symbolisiert damit unseren Persönlichkeitskern.

Beim Body-Scan fühlen Sie Körperteil für Körperteil

ganz genau in sich hinein. Das klingt banal, ist aber sehr hilfreich. Je gestresster ein Mensch ist, desto geringer das Körpergefühl. Bei Traumapatienten kann das so weit gehen, dass sie überhaupt nicht mehr sagen können, wie sie sich körperlich fühlen. Diese Fähigkeit in kleinen Schritten wieder zu kultivieren ist daher ein wichtiges Element der Selbstfindung.

Ähnlich ist es beim Yoga als Meditation. Vielleicht kennen Sie Power-Yoga oder Vinyasa-Flows aus Ihrem Fitnessstudio. Das sind Yoga-Formen, die schon an Pilates grenzen und vor allem auf die körperliche Fitness zielen. Als Meditation eingesetzt, werden hingegen wenige, recht einfache Positionen mehrere Minuten lang gehalten. Das beruhigt und stärkt die Nervenbahnen. Man kann mittlerweile neurologisch nachweisen, dass gerade dieses ruhige Yoga gut für unsere Seele ist, was ich aus meinem persönlichen Erleben bestätigen kann. Und wenn ich dabei dann doch mal finde, es könnte schneller weitergehen, nutze ich den eben vorgestellten Vipassana-Trick: »Ungeduld, Ungeduld«.

Diese vier Varianten sind keine reinen Meditationen, aber unter dem Motto »viele Wege führen nach Rom« sehr empfehlenswerte Möglichkeiten, einen Zugang zu Meditation und innerer Ruhe zu finden.

Möglicher Nutzen
MBSR wird häufig in der Schulmedizin in folgenden Bereichen eingesetzt:
- Stressreduktion
- besserer Umgang mit chronischem Schmerz
- Burn-out-Therapie oder -Prävention
- Begleitung von Depressionstherapie

Metta-Meditation

Metta bedeutet liebevolle Güte, Liebe, Freundschaft, Sympathie und kommt in seiner Bedeutung unserer Nächstenliebe recht nahe. In dieser Liebevolle-Güte-Meditation wünscht man erst sich, dann anderen Gutes – was für viele Menschen ungewöhnlich ist.

Zum Einstieg und für kurze Tage finden Sie daher hier zuerst eine verkürzte Version der Metta-Meditation. Danach folgen die komplette Fassung und schließlich noch Ihr »Spickzettel« für die Metta-Meditation.

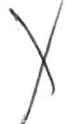

Metta-Meditation – kurz

Dauer: 10 Minuten

Wählen Sie einen Ort und Zeitpunkt, an dem Sie ungestört sind, stellen Sie Ihren Timer auf 10 Minuten. Nehmen Sie eine bequeme, aufrechte Meditationshaltung ein und konzentrieren Sie sich für einen Moment auf Ihren Atem wie in der Atemmeditation beschrieben. Wenn Sie zur Ruhe und im gegenwärtigen Moment angekommen sind, wiederholen Sie im Geiste oder leise murmelnd die folgenden Sätze:

Möge ich gesund sein und frei von Leiden.
Möge ich frei sein von Hass, Gier und Verblendung.
Möge ich erfüllt sein mit Ruhe, Gelassenheit und Frieden.
Möge ich glücklich sein.

Sie können auch eine etwas lockerere Formulierung wählen:

Möge ich gesund sein und frei von Leiden.
Frei von Hass, Gier und Verblendung.
Erfüllt mit Ruhe, Gelassenheit und Frieden.
Möge ich glücklich sein.

Sie sollten die Sätze nicht flott nacheinander ablesen, sondern sich jeden auf der Zunge zergehen lassen. Versuchen Sie, sich wirklich so ernsthaft und aufrichtig, wie es Ihnen gerade möglich ist, den jeweiligen positiven Wunsch zuteilwerden zu lassen.

Wiederholen Sie nun ein zweites Mal die vier traditionellen Sätze:

Möge ich gesund sein und frei von Leiden.
Möge ich frei sein von Hass, Gier und Verblendung.
Möge ich erfüllt sein mit Ruhe, Gelassenheit und Frieden.
Möge ich glücklich sein.

Nach jedem Satz lassen Sie eine kleine Pause, um den Wunsch in Ihr Bewusstsein einsinken zu lassen.

Nach dem zweiten Durchgang lassen Sie einige Zeit vergehen, vielleicht 1 oder 2 Minuten, während Sie einfach in Ruhe atmen. Man nennt solche Phasen »achtsames Gewahrsein«: Ihnen ist bewusst, was geschieht, ohne dass Sie Ihre Aufmerksamkeit gezielt auf ein bestimmtes Objekt richten.

Schließlich wiederholen Sie noch ein drittes Mal die vier Sätze:

Möge ich gesund sein und frei von Leiden.
Möge ich frei sein von Hass, Gier und Verblendung.
Möge ich erfüllt sein mit Ruhe, Gelassenheit und Frieden.
Möge ich glücklich sein.

Anschließend sitzen Sie ruhig weiter da, bis der Timer das Ende Ihrer Meditationszeit signalisiert. Genießen Sie die positive Intention der Übung. Versuchen Sie, sich so gut Sie können zu erlauben, die liebevolle Güte anzunehmen.

Holen Sie zum Abschluss einmal tief Luft und lassen Sie den Atem langsam ausströmen. Recken und strecken Sie sich. Versuchen Sie, für einen Moment ein Lächeln auf Ihre Lippen zu legen.

Metta-Meditation – vollständig

Dauer: 20–40 Minuten

In der vollständigen Metta-Meditation lässt man, wie eben, sich selbst zuerst gute Wünsche zuteilwerden. Aus dieser Position heraus senden wir dann auch anderen liebevolle Güte.

Wählen Sie einen Ort und Zeitpunkt, zu dem Sie einige Zeit ungestört sind. Stellen Sie Ihr Handy auf »nicht stören« oder schalten Sie den Flugmodus ein. Stellen Sie den Timer beim ersten Mal auf 20 Minuten. Manche Menschen gehen die Wünsche schneller durch, andere langsamer. Das müssen Sie ausprobieren. Sie können selbstverständlich verlängern oder beim nächsten Mal eine längere Zeit wählen.

Nehmen Sie eine aufrechte Meditationshaltung ein, zum Beispiel sitzend auf einem Stuhl, die Füße nebeneinander aufgestellt, die Hände auf den Oberschenkeln. Oder im Schneidersitz auf einem Kissen.

Die Meditation kann auch im Liegen oder im Stehen durchgeführt werden. Im Liegen versuchen Sie bitte, Ihre Aufmerksamkeit auf die Meditation zu lenken und nicht einzuschlafen.

Schließen Sie, wenn Sie möchten, die Augen oder richten Sie den Blick ohne Fokus in eine mittlere Entfernung. Wenn Sie die Übung zum ersten Mal mithilfe dieser Anleitung durchführen, geht das natürlich nicht, weil Sie ja den Text lesen müssen. Die Anweisungen sind aber nicht sonderlich schwierig, und nach ein paar Durchgängen werden Sie den Großteil bereits auswendig können. Dann brauchen Sie eigentlich nur noch einen »Spickzettel«, den Sie im Anschluss an diese Langfassung finden.

Nun sprechen Sie die folgenden vier Sätze stumm im Geiste nach. Wenn Sie möchten und es niemanden stört, können Sie sie auch leise vor sich hin murmeln.

Möge ich gesund sein und frei von Leiden.
Möge ich frei sein von Hass, Gier und Verblendung.
Möge ich erfüllt sein mit Ruhe, Gelassenheit und Frieden.
Möge ich glücklich sein.

Nach einer kurzen Pause wiederholen Sie die Sätze:

Möge ich gesund sein und frei von Leiden.
Möge ich frei sein von Hass, Gier und Verblendung.
Möge ich erfüllt sein mit Ruhe, Gelassenheit und Frieden.
Möge ich glücklich sein.

Und schließlich wünschen Sie sich noch ein drittes Mal alles Gute:

Möge ich gesund sein und frei von Leiden.
Möge ich frei sein von Hass, Gier und Verblendung.
Möge ich erfüllt sein mit Ruhe, Gelassenheit und Frieden.
Möge ich glücklich sein.

Versuchen Sie, dabei mit jedem Satz und jeder Wiederholung Ihre gesamte Konzentration und Ihren ganzen guten Willen in jeden einzelnen Satz zu legen. Sie möchten sich selbst *wirklich* Gesundheit wünschen, Freiheit von Leiden. Von Hass, Gier und Verblendung. Sie wünschen sich *ehrlich* Ruhe, Gelassenheit, Frieden und Glück.

Das ist okay. Es tut Ihnen gut und nimmt niemandem etwas weg.

Zwischen den Wunschblöcken machen Sie jeweils kurze Pausen. So, wie es sich für Sie angenehm anfühlt. Sie möchten insgesamt eine Art gelassene Konzentration erzeugen und erhalten. Also weder abschlaffen noch zu viel Druck aufbauen.

Als Nächstes wählen Sie eine Person aus, die Sie gern mögen. Es wird empfohlen, an dieser Stelle nicht den Lebenspartner zu wählen, weil diese Beziehung oft emotional komplex ist. Alternativ können Sie auch an eine Person denken, von der Sie wissen, dass diejenige oder derjenige Sie mag – oder wie es traditionell heißt: jemand, der Ihnen wohlgesinnt ist.

Wenn Ihnen niemand einfällt oder Sie sich gerade nicht entscheiden können, geht auch ein Tier. Oder Sie denken an jemanden, der bereits verstorben ist, wie ein Großelternteil. Im Idealfall steigt schon bei der Vorstellung ein Gefühl von Wohlwollen, Güte und Liebe in Ihnen auf.

Nun sprechen Sie leise oder stumm im Geiste:

Mögest du gesund sein und frei von Leiden.
Mögest du frei sein von Hass, Gier und Verblendung.
Mögest du erfüllt sein mit Ruhe, Gelassenheit und Frieden.
Mögest du glücklich sein.

Dabei versuchen Sie, so gut es geht, an die gewählte Person oder das Tier, das Sie sich ausgesucht haben, zu denken und die liebevolle Güte fließen zu lassen. Wenn Ihnen das angenehm ist, können Sie sich auch einen Regenbogen vorstellen, der Sie und die gewählte Person verbindet.

Nach einer kurzen Pause wiederholen Sie ein zweites Mal:

Mögest du gesund sein und frei von Leiden.
Mögest du frei sein von Hass, Gier und Verblendung.
Mögest du erfüllt sein mit Ruhe, Gelassenheit und Frieden.
Mögest du glücklich sein.

Und schließlich folgt, nach einer weiteren Pause, ein dritter Durchgang. Immer noch vergegenwärtigen Sie sich eine Person oder ein Tier, das oder die Sie sehr mögen.

Mögest du gesund sein und frei von Leiden.
Mögest du frei sein von Hass, Gier und Verblendung.
Mögest du erfüllt sein mit Ruhe, Gelassenheit und Frieden.
Mögest du glücklich sein.

Nun wird die Übung Schritt für Schritt erweitert. Sie können sie jederzeit beenden, wenn Ihr Timer piepst oder Sie es möchten.

Traditionell ist als Nächstes eine Person dran, zu der Sie ein neutrales Verhältnis haben. Das kann gern auch jemand sein, den Sie kaum kennen: eine Arzthelferin, ein Kassierer, ein Kollege. Stellen Sie sich die Person vor und sprechen Sie leise oder stumm im Geiste die folgenden vier Sätze:

Mögest du gesund sein und frei von Leiden.
Mögest du frei sein von Hass, Gier und Verblendung.
Mögest du erfüllt sein mit Ruhe, Gelassenheit und Frieden.
Mögest du glücklich sein.

Wiederholen Sie auch diesen Teil noch zweimal, sodass Sie insgesamt dreimal jemandem, dem Sie neutral gegenüberstehen, liebevolle Güte zukommen lassen.

Danach wird es anspruchsvoller, denn nun wählen Sie eine für Sie schwierige Person. Bitte nehmen Sie niemanden, mit dem Sie Streit, Kampf oder ein Trauma verbinden! Meditation ist keine Therapie!

Hier eignet sich eine Kollegin, mit der Sie gerade im Clinch liegen, oder auch ein Verwandter, zu dem Sie kein besonders herzliches Verhältnis haben.

Vergegenwärtigen Sie sich diese Person und sprechen Sie leise oder stumm im Geiste die bekannten vier Sätze nach. Achten Sie darauf, wie sich Ihr Gefühl dabei gegenüber den bisherigen Durchgängen verändert.

Versuchen Sie, die guten Wünsche, so gut es geht, loszuschicken. Die Intention dahinter ist, dass wir alle es manchmal schwer haben im Leben und jede und jeder von uns gute Wünsche gebrauchen kann. Überanstrengen Sie sich dabei aber nicht, sondern gehen Sie im Geiste nur so weit, wie es Ihnen angenehm ist.

Mögest du gesund sein und frei von Leiden.
Mögest du frei sein von Hass, Gier und Verblendung.
Mögest du erfüllt sein mit Ruhe, Gelassenheit und Frieden.
Mögest du glücklich sein.

Dies wiederholen Sie nun wie immer noch zweimal, sodass Sie der schwierigen Person insgesamt dreimal liebevolle Güte senden.

Wieder ist damit ein Punkt erreicht, an dem sich die Meditation gut beenden lässt. Wenn Sie noch Zeit haben und fortfahren möchten, erweitern Sie nun den Kreis der Metta-Empfänger auf alle Menschen in Ihrem Umfeld, all diejenigen, die Sie kennen und die mit Ihnen auf irgendeine Weise in Berührung kommen.

Möget ihr gesund sein und frei von Leiden.
Möget ihr frei sein von Hass, Gier und Verblendung.
Möget ihr erfüllt sein mit Ruhe, Gelassenheit und Frieden.
Möget ihr glücklich sein.

Wiederum sprechen Sie diese vier Sätze dreimal nacheinander, während Sie an alle Menschen denken, die Kontakt zu Ihnen haben.

Schließlich erweitern Sie die Übung auf alle Menschen, die in Ihrem Land leben, egal, wer sie sind und woher sie kommen.

Möget ihr gesund sein und frei von Leiden.
Möget ihr frei sein von Hass, Gier und Verblendung.
Möget ihr erfüllt sein mit Ruhe, Gelassenheit und Frieden.
Möget ihr glücklich sein.

Auch für diese Empfänger wiederholen Sie die Botschaft noch zweimal.

Und nach einer kurzen Pause senden Sie schließlich Ihre liebevolle Güte an alle Menschen und alle Lebewesen auf der ganzen Welt.

Möget ihr gesund sein und frei von Leiden.
Möget ihr frei sein von Hass, Gier und Verblendung.
Möget ihr erfüllt sein mit Ruhe, Gelassenheit und Frieden.
Möget ihr glücklich sein.

Natürlich werden auch dieses Mal die Formulierungen insgesamt dreimal wiederholt.

Danach kehren Sie, wenn Ihr Timer noch nicht piepst, zu sich selbst zurück. Sitzen Sie in größtmöglicher Ruhe da, atmen Sie entspannt, und lassen Sie das Leben einfach einen Moment vor sich hin fließen.

Zum Schluss, wenn die Zeit um ist, holen Sie tief Luft, halten den Atem einen Moment an und lassen ihn langsam wieder ausströmen. Öffnen Sie langsam und vorsichtig die Augen und versuchen Sie, zu lächeln, wenn Ihnen das angenehm ist.

Nehmen Sie, wenn möglich, ein wenig der freundlichen Ruhe, die Sie vielleicht verspüren, mit in den verbleibenden Tag.

Metta-Meditation – Spickzettel für die vollständige Meditation

Handy stumm schalten. Timer stellen. Meditationshaltung einnehmen. Augen schließen.

Zur Ruhe kommen.

Sich selbst stumm dreimal die folgenden guten Wünsche schicken:

Möge ich gesund sein und frei von Leiden.
Möge ich frei sein von Hass, Gier und Verblendung.
Möge ich erfüllt sein mit Ruhe, Gelassenheit und Frieden.
Möge ich glücklich sein.

Dann jemandem, den Sie mögen – auch dreimal:

Mögest du gesund sein und frei von Leiden.
Mögest du frei sein von Hass, Gier und Verblendung.
Mögest du erfüllt sein mit Ruhe, Gelassenheit und Frieden.
Mögest du glücklich sein.

Es folgen:
- ein Mensch, zu dem Sie ein neutrales Verhältnis haben
- eine schwierige Person
- alle Menschen in Ihrem Umfeld
- alle Menschen in Ihrem Land
- alle Menschen und alle Lebewesen auf der ganzen Welt

Tief Luft holen, kurz anhalten, langsam ausatmen. Lächeln. Vorsichtig die Augen öffnen.

Möglicher Nutzen
Die Liebevolle-Güte-Meditation stärkt unsere sozioemotionalen Fähigkeiten. Somit ist sie besonders zu empfehlen bei beziehungsweise gegen:
- Wutausbrüche
- depressive Verstimmungen
- soziale Schwierigkeiten
- Angst
- Trauer
- Selbstzweifel
- Burn-out
- Von einem erfahrenen Lehrer in einem schützenden Rahmen angeleitete Metta-Meditation hat sich auch bewährt als Therapieergänzung im Kampf gegen PTSD, das Posttraumatische Stresssyndrom.

R.A.I.N.-Meditation

Dauer: 20 Minuten

Mithilfe der folgenden Meditation können Sie ein wenig Abstand zu den Dingen gewinnen, die das Gedankenkarussell im Schnellgang drehen lassen. Die ausdrückliche Erlaubnis, (emotionale) Schwierigkeiten in der Meditation zu betrachten, ohne gleich irgendwie auf sie reagieren zu müssen, macht es möglich, sie abschließend ins Leben zu integrieren.

Im Englischen wird diese Methode R.A.I.N.-Meditation genannt, nach den Anfangsbuchstaben der einzelnen Schritte:

R: *Recognize* – erkennen, was geschieht

A: *Allow* – dem Leben erlauben, so zu sein, wie es gerade ist

I: *Investigate* – die innere Erfahrung liebevoll untersuchen und betrachten

N: *Non-Identification* – sich nicht mit dem identifizieren, was geschieht

Beim ersten Mal sollten Sie diese Meditation mit einem Problem testen, das Sie beschäftigt, aber nicht zu sehr berührt. Wenn Sie gut mit der Methode klarkommen, können Sie auf die Dauer jede Art von Schwierigkeit damit in den Blick nehmen.

Allerdings ist auch die R.A.I.N.-Meditation kein Ersatz für eine kompetente therapeutische Betreuung. Sofern Sie an einem Trauma oder einer psychischen Erkrankung, beispielsweise an Angstzuständen oder an einer Depression, leiden, führen Sie die Übung bitte nicht durch, sondern wenden sich an einen Arzt oder Therapeuten.

Wählen Sie einen geeigneten Zeitpunkt und eine angenehme Meditationshaltung. Schalten Sie Ihr Handy stumm. Holen Sie tief Atem. Lassen Sie den Atem langsam ausströmen. Schließen Sie die Augen, wenn es Ihnen angenehm ist.

Nun wenden Sie die Aufmerksamkeit dem gewählten Problem zu. Das ist Schritt eins: *Recognize* – möglichst genau zu erkennen, was geschieht. Betrachten Sie die Angelegenheit geduldig und freundlich von allen Seiten mit all ihren Aspekten. Gelingt das? Vielleicht erscheinen Ihnen einige Bereiche eindeutig, andere noch unklar.

Achten Sie darauf, welche körperlichen Empfindungen sich jeweils einstellen. Das können Verspannungen sein, Schmerz, ein Gefühl der Enge, Atemnot, ein Brennen im Magen, Taubheit in den Beinen, alles ist möglich. Es gibt keine richtige oder falsche Empfindung, keine korrekte oder inkorrekte Wahrnehmung.

Hier geht der erste in den zweiten Schritt über: *Allow* – alles zu erlauben, was ohnehin geschieht. Egal, ob Gefühle, Gedanken, Körperwahrnehmung. Beobachten Sie sich selbst im Umgang mit dem Thema, einfach so gut es Ihnen möglich ist. Versuchen Sie, wenn das geht, schlicht wahrzunehmen, was (in Ihnen) geschieht, ohne dies durch den üblichen Filter der Bewertungen zu tun.

Auch wenn Sie das Gefühl haben, Sie sollten sich schämen, Sie wären im Unrecht und hätten etwas falsch gemacht – oder Sie glauben, Ihnen ist Unrecht getan worden, und Sie bemerken Ihre Wut –, beobachten Sie diese Ansichten und Gefühle, nehmen Sie sie wertfrei und möglichst präzise zur Kenntnis.

Sie wollen dabei keine Pläne schmieden, keine Entscheidungen treffen. Wenn Sie möchten, können Sie zu jeder Wahrnehmung im Geiste »Ja« sagen oder »Aha«.

Nun folgt der dritte Teil: *Investigate* – die möglichst ehrlich interessierte Untersuchung des Geschehens. Was macht Ihnen die meisten Sorgen? Auf welche Überzeugungen lassen sich diese Sorgen zurückführen? Wovor haben Sie die größte Angst? Was verlangt Aufmerksamkeit? Welche unausgesprochenen Wünsche oder Hoffnungen könnten sich dahinter verbergen?

Viele Menschen nehmen an dieser Stelle erst einmal eine gewisse Leere wahr. Als wäre unter der Oberfläche nicht viel. Es ist auch möglich, dass Sie die aufsteigenden Gefühle als unangenehm empfinden. Oder sie passen überhaupt nicht zu Ihrer eigenen Vorstellung Ihres Charakters.

Warten Sie eine Weile ab, was geschieht. Untersuchen Sie alles, was Ihnen auffällt, so gut Sie können. Wenn Ihnen das unangenehm werden sollte, konzentrieren Sie sich für einen Moment auf Ihren Atem und kehren Sie dann wieder zur Untersuchung der Gefühle im Umgang mit dem gewählten Thema oder Problem zurück. Überfordern Sie sich nicht. Meditation ist Ausdauersport, kein Sprint.

Wenn Sie das Gefühl haben, für den Augenblick alles in Augenschein genommen zu haben, was zu betrachten ist, dann können Sie zum vierten Schritt übergehen, der *Non-Identification*. Dies bedeutet, sich nicht mit all dem, was in einem und um einen herum geschieht, zu identifizieren. Stark verknappt ist es der Unterschied zwischen »ich bin wütend« und »ich spüre Wut«. Indem wir diesen kleinen Abstand zwischen Reiz und Reaktion kultivieren, erobern wir uns die Möglichkeit, die Reaktion zu beeinflussen. Reizen werden wir immer wieder ausgesetzt sein. Auch solchen, die uns Probleme bereiten. Aber wir sind nicht gezwungen, immer wieder auf sie zu reagieren.

So sitzen Sie nun in Ruhe einen Moment da und nehmen wahr, dass Sie ein vielleicht durchaus drängendes oder schwieriges Problem betrachtet haben – und dass Sie dies nun jetzt, hier, für den Moment ziehen lassen können. Sie *sind* nicht dies oder das, Sie erleben nur dies oder das.

Lassen Sie aufkommende Gedanken und Gefühle weiterziehen, so gut es geht. Schließlich, wenn der Timer sich meldet, holen Sie tief Luft, lassen den Atem langsam ausströmen und öffnen vorsichtig die Augen. Lächeln Sie, wenn es Ihnen angenehm ist.

Wenn Sie können, bedanken Sie sich bei sich selbst für den liebevollen, konstruktiven Umgang mit sich selbst, und dass Sie sich die Zeit genommen und die Mühe gegeben haben, Ihren Umgang mit schwierigen Situationen zu verbessern.

Möglicher Nutzen

Die R.A.I.N.-Meditation hilft vor allem bei Situationen mit scheinbar überwältigendem emotionalem Anteil wie:

- Wutausbrüchen
- Angst
- Trauer
- chronischen Schmerzen
- Beziehungsproblemen
- Burn-out-Prävention

Tonglen-Meditation

Dauer: 20 Minuten

In dieser Meditationsform versuchen wir, uns in das Leid einer anderen Person einzufühlen. Sie ähnelt damit der psychotherapeutischen Arbeit im Rahmen einer Aufstellung. *Tonglen* bedeutet »Geben und Nehmen« beziehungsweise »Aussenden und Empfangen«.

Bitte führen Sie diese Übung nicht durch, wenn Sie unter einem akuten Trauma, starken Angstgefühlen oder einer psychischen Erkrankung leiden! Nehmen Sie in diesem Fall bitte die Hilfe einer Therapeutin oder eines Therapeuten in Anspruch!

Es gibt unterschiedliche Varianten der Tonglen-Meditation. In der folgenden werden wir uns dem Leid anderer zuwenden. Auf dieselbe Weise können wir auch, wenn wir möchten, unser eigenes Leid in Augenschein nehmen und untersuchen. Das entsprechende Vorgehen stelle ich als Variante im Anschluss kurz dar. Doch zunächst widmen wir uns dem Leid oder den Schwierigkeiten anderer Menschen, was auf die Dauer unser Zusammenleben mit ihnen vereinfacht.

Wählen Sie einen Zeitpunkt, zu dem Sie wahrscheinlich einige Zeit ungestört sein werden. Schalten Sie Ihr Handy auf »nicht stören« und nehmen Sie eine bequeme, aufrechte Meditationshaltung ein.

Lassen Sie Ihren Atem ein wenig zur Ruhe kommen. Es ist nicht so sehr das Ziel, den Atem zu kontrollieren; vielmehr soll er einfach den Raum bekommen, so zu fließen, wie er es eben tut. Erlauben Sie es sich, Anspannungen, die Sie vielleicht mit sich tragen, wahrzunehmen und so gut es geht ziehen zu lassen. Schließen Sie die Augen, wenn Sie möchten, oder richten Sie den Blick ohne Fokus in eine mittlere Entfernung.

Versuchen Sie, für einige Minuten eine Stille in sich entstehen zu lassen, eine Offenheit für sich und alles um Sie herum. Wenn es Ihnen möglich ist, lassen Sie mit dem Ausatmen alle Spannung von sich abfallen. Ihr ganzer

Körper und Ihr Bewusstsein fließen mit dem Atem aus Ihnen hinaus und vereinigen sich mit der Umwelt. Mit dem Einatmen nehmen Sie jedes Mal ein wenig Lebensenergie auf, mit dem Ausatmen entspannen und weiten Sie sich immer mehr.

Rufen Sie sich nun vor Ihr geistiges Auge eine Person, die Sie kennen und die ein Problem hat, leidet, in Schwierigkeiten steckt und der Sie gern helfen möchten. Dies kann ein Freund sein, ein Verwandter, ein Kollege, Ihr Kind oder auch Ihre Partnerin oder Ihr Partner.

Versetzen Sie sich, so gut Sie können, in die Lage der gewählten Person. Ziel der Übung ist nicht, sich gedanklich möglichst gut begründet in eine andere Person hineinzuversetzen. Sondern »so zu fühlen, wie jemand anders vielleicht fühlt«. Es geht nicht um Genauigkeit, lassen Sie Ihr Unterbewusstsein einfach die Arbeit machen. Esoteriker erklären diese Fähigkeit mit einem »energetischen Feld«, in dem wir uns alle befinden. Daran muss man nicht glauben, es ist aber eine gute Metapher für das Vorhaben.

Versuchen Sie, die Angst oder den Schmerz oder Verlust zu spüren. Wie sieht die Welt durch die Augen der oder des anderen aus? Wie fühlt es sich wohl in ihrem oder seinem Körper an?

Falls die Gefühle Ihnen zu intensiv werden, kehren Sie zu Ihrem eigenen Atem zurück! Das ist jederzeit möglich.

Welche Gedanken, welche Erfahrung der gewählten Person sind am schmerzhaftesten? Wie fühlt sich ihr oder sein Herz an? Was braucht die- oder derjenige am meisten?

Auf einer Ebene bewegen Sie sich immer tiefer in die möglichen Gefühle einer anderen Person hinein. Auf einer anderen Ebene sitzen Sie ruhig in Ihrer Meditationshaltung und atmen.

Können Sie den Schmerz, das Leid, die Sorgen in Ihr Herz einlassen? Spüren Sie die Gefühle, so gut es Ihnen möglich ist. Mit jedem Einatmen nehmen Sie Leid und Schmerz auf, um die gewählte Person zu entlasten. Mit dem Ausatmen senden Sie gute Wünsche, Liebe, Weite, oder was immer Ihnen hilfreich erscheint.

Bleiben Sie, wenn es Ihnen möglich ist, einige Minuten bei diesem Teil der Übung. Nehmen Sie die Trauer oder Sorge in sich auf, senden Sie Liebe und Hilfsbereitschaft aus. Unser Ziel ist nicht, das Leiden zu verstärken, sondern Herzenswärme und Empathie zu erzeugen. Wir üben uns darin, das Schwierige und Unangenehme anzunehmen und uns davon sogar berühren zu lassen. Auf diese Weise wird unser Herz offener, die Fixierung auf uns selbst und eine bestimmte Art, wie die Welt sein sollte, nimmt ab.

Wenn Sie möchten, können Sie die Meditation nach einiger Zeit ausweiten auf alle Menschen, denen es gerade ähnlich geht, die trauern, verzagen, sich als Versager fühlen. Lassen Sie diese Gefühle der Angst, Sorge oder den Schmerz zu, so weit es Ihnen möglich ist. Geben Sie ihnen Raum, ohne ihnen dabei nachzugehen. Lassen Sie sie einfach *sein*, wenn Sie können.

Versuchen Sie, für einige Zeit eine möglichst große Offenheit für alle Gefühle des Leids, der Trauer, des Schmerzes, der Sorge zu erreichen. Sie nehmen diese Gefühle wahr und begegnen ihnen mit liebevoller Wärme, mit Achtsamkeit und Güte. Egal, was Sie wahrnehmen, mit der Zeit können wir einüben, diese Wahrnehmungen so mitfühlend wie möglich in uns erscheinen und nach einiger Zeit wieder abklingen zu lassen.

Jederzeit können Sie zwischenzeitlich die Konzentration wieder auf Ihren Atem richten, wenn Ihnen die Übung für den Moment zu viel werden sollte.

Schließlich, wenn der Timer piepst oder der richtige Zeitpunkt für Sie gekommen ist, beenden Sie die Übung, indem Sie einen tiefen Atemzug nehmen und die Luft langsam wieder ausströmen lassen. Recken und strecken Sie sich, wenn Ihnen das angenehm ist. Öffnen Sie langsam und vorsichtig die Augen, sofern Sie diese geschlossen hatten.

Wenn Sie möchten, können Sie über Ihre Arme und Beine streichen und diese ausschütteln. So löst man sich auch nach einer Aufstellung aus der Rolle.

Versuchen Sie, so gut Sie können, das Bemühen um Mitgefühl für alle Wesen – Sie selbst eingeschlossen – mit in den verbleibenden Tag zu nehmen.

Tonglen-Meditation – Variante

Sie können Ihre Aufmerksamkeit in der Tonglen-Meditation auch auf eigenes Leid oder eigene Probleme und Schwierigkeiten richten. Sie lassen dann, wie beschrieben, Raum für die entsprechenden Gefühle und begegnen Ihnen mit Wärme und Mitgefühl.

Manche Meditationslehrer unterrichten zuerst Tonglen für einen selbst – so wie ich in diesem Buch die verkürzte Liebevolle-Güte-Meditation für einen selbst vorgestellt habe. Im Umgang mit Schmerz, Angst, Leid und Problemen, die wir im Alltag oft so routiniert abwehren, scheint mir der Einstieg über Mitgefühl für jemand anderen leichter.

Letztlich vereint Tonglen eigentlich beide Vorgehensweisen und öffnet uns schlicht für das Leid in der Welt.

So können Sie auch beim Zeitunglesen oder beim Hören der Nachrichten Tonglen üben. Wichtig: Bitte überfordern Sie sich dabei nicht, sondern gehen Sie behutsam und Schritt für Schritt vor. Wir wollen schwierigen Gefühlen mit offenem Herzen begegnen – nicht Burn-out und Depression fördern!

Möglicher Nutzen
Tonglen können Sie nutzen bei Schwierigkeiten im Umgang mit anderen, die sich zum Beispiel niederschlagen in:
- Beziehungsproblemen
- Konflikten bei der Arbeit
- drohendem Burn-out
- Wutausbrüchen

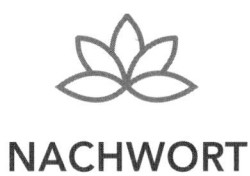

NACHWORT

Im Vorwort habe ich Ihnen berichtet, wie ich zwei Magazine für einen Freund in meine Fahrradtasche steckte, um sie auf dem Weg ins Büro bei ihm in den Briefkasten zu werfen. Das war in der Endphase des Schreibens dieses Buches, außerdem schrieben meine Kinder gerade viele Klassenarbeiten, und mein Internetanschluss funktionierte nicht richtig. Also: reichlich Stress!

Es kam, wie es kommen musste. Ich fuhr die Zeitschriften fast eine Woche lang jeden Tag hin und her. Bei jedem Start nahm ich mir vor, mich diesmal nicht in Gedanken zu verlieren und die richtige Abzweigung zu nehmen. Und dann passierte es doch wieder.

Am Ende habe ich irgendwann die Kurve gekriegt.

Vielleicht ist das der wichtigste Rat, den ich Ihnen mit auf den Weg geben kann: Lassen Sie sich nicht entmutigen, wenn es mal nicht klappt. Wenn etwas misslingt, wenn Sie versuchen, das Marmeladenglas mit dem Honigglasdeckel zuzuschrauben, obwohl die sich noch nicht mal ähnlich sehen, wenn Sie eine Weile nicht meditieren, obwohl Sie es sich fest vorgenommen hatten, wenn die positiven Auswirkungen der Meditation gar nicht so spektakulär ausfallen und so schnell eintreten wie erhofft. Atmen Sie tief durch, nehmen Sie sich jetzt, später oder eben morgen ein paar Minuten und fangen Sie wieder von vorne an. Gerade diejenigen, die schon seit Jahren oder

Jahrzehnten meditieren, bemühen sich immer wieder, »mit dem Geist des Anfängers« an die Sache heranzugehen. Sonst sitzt man nämlich ganz schnell einfach nur da und achtet auf gar nichts.

Den nächsten Atemzug ebenso aufmerksam, interessiert und in gewissem Maße auch überrascht wahrzunehmen wie den letzten, den vorletzten, das ist ein Teil der Meditationskunst.

Damit liegt in jedem Scheitern, in jeder Frustration und jeder Ablenkung auch die große Chance, wieder mit dem Geist des Anfängers einzusteigen.

Wir müssen es nur tun. Nur das. Wir müssen es nicht wollen, nicht planen, nicht erzwingen. Nur tun. Ich wünsche Ihnen dabei viel Erfolg und viel Freude!

ANHANG: HÄUFIGE FRAGEN UND PROBLEME & DIE ANTWORTEN DARAUF

Meine Gedanken kommen einfach nicht zur Ruhe! Aber Meditation heißt doch, nicht mehr zu denken! Was mache ich falsch?

Gar nichts. Meditation heißt nicht, nichts zu denken. Meditation ist der regelmäßige Versuch, die Gedanken zur Ruhe zu bringen, indem wir sie auf eine vorgegebene Weise beschäftigen oder zur Kenntnis nehmen. Wenn Ihre Gedanken – oder auch Ihre Gefühle – an einem Tag besonders auffällig oder unruhig sind, nehmen Sie dies aufmerksam, achtsam, möglichst wertfrei zur Kenntnis. Und bleiben Sie weiter in Ruhe sitzen, bis die gewählte Zeit um ist.

Meditation ist nichts für Männer!

Immer mehr erfolgreiche Manager meditieren. Ihnen geht es gesundheitlich besser, sie fühlen sich auch leistungsfähiger.

Meditation macht keineswegs weich.

Aber, zugegeben: Das traditionelle Männerbild basiert teilweise auch auf der langfristigen Verdrängung von Bedürfnissen. Das führt auf die Dauer zu Problemen wie Arbeitssucht oder Burn-out. Meditation erschwert dieses Verhalten und kann somit dazu führen, dass Sie sich mit

Ihrer Psyche auseinandersetzen müssen. Das mag ungewohnt sein, trägt aber auf die Dauer zur Lebenszufriedenheit bei.

Ich will in Trance fallen, aber es gelingt mir nicht! Was muss ich tun?

In Ruhe weitermeditieren, im Zweifel eher länger als kürzer.

Manche Menschen erfahren beim Meditieren häufiger Trance-Zustände, andere nie. Wenn diese eintreten, dann meist im Rahmen längerer Meditationen (eine Stunde oder mehr).

Wenn Sie nicht in Trance fallen, ist das auch okay, und Sie können trotzdem mit allen positiven Sekundärwirkungen der Meditation rechnen.

Werde ich ein besserer Mensch, weil ich meditiere?

Im Idealfall fühlen Sie sich frischer, gesünder und aufmerksamer, weil Sie regelmäßig meditieren. Und es kann auch angenehmer sein, mit Ihnen zu tun zu haben. Schön für Sie!

Sind Sie deshalb ein »besserer« Mensch – und sollten das möglichst auch noch jedermann wissen lassen? Nein, leider nicht.

Ich habe einfach keine Zeit zum Meditieren!

Wenn Manager von Millionenbudgets die Zeit finden können, schaffen Sie das auch! Fangen Sie an mit 1 Minute. Morgens, direkt nach dem Aufstehen. Auch die Minute haben Sie nicht? Dann fangen Sie an mit einem einzigen Atemzug. Jetzt sofort: Atmen Sie langsam ein, während Sie im Geist bis vier zählen. Halten Sie den Atem an, während Sie wieder im Geist bis vier zählen.

Lassen Sie den Atem langsam ausströmen, während Sie bis vier zählen. Und nun halten Sie den Atem noch einmal an und zählen dabei wieder im Geist bis vier.

So. Das hätten wir.

Jede Reise beginnt mit dem ersten Schritt.

Ich verstehe das immer noch nicht, was ist mein Ziel während des Meditierens?

Es mag paradox klingen, aber unser Ziel besteht darin, keines zu haben. Wir sitzen einfach nur da und sind anwesend. Die Aufgaben der Achtsamkeitsmeditationen dienen nur dazu, dieses »Sein« zu erleichtern. Andere Meditationen wie die Liebevolle-Güte- oder Tonglen-Meditation sollen uns dazu anregen, die Welt ein wenig anders zu sehen. Aber auch bei ihnen ist der entscheidende Teil nicht die Durchführung, sondern das stille Sitzen davor und danach. Wir sind einfach auf der Welt, und das ist okay so.

Brauche ich zum Meditieren nicht ein Mantra?

Es gibt auch Meditationsformen, für die ein Mantra benötigt wird. Aber es gibt eben auch viele Meditationsformen ohne Mantra. Ein Mantra ist nur eine von vielen Möglichkeiten, zu meditieren.

Ich möchte gern in einem Kurs meditieren, wie finde ich den richtigen?

In einer Gruppe und von einem Lehrer zu lernen ist ein sehr guter Weg, sich mit Meditation vertraut zu machen! Der beste Kurs ist der, zu dem Sie dann auch hingehen – weil er in der Nähe stattfindet, weil Ihnen die Gruppe oder die Meditationsform gefällt, weil Sie die Lehrerin oder den Lehrer mögen, weil die Uhrzeit für Sie ideal ist. Egal. Hauptsache, Sie gehen hin!

Einschränkung: Auch manche Sekten bieten Meditationen an. Sekten werden natürlich nicht ungefährlicher, weil sie meditieren. Meist ist das ohnehin offensichtlich. Aber im Zweifel sind Volkshochschulen, Yoga-Studios, Fitnessstudios und offizielle MBSR-Kurse gute Startpunkte.

Darf ich jetzt noch Sex haben, Alkohol trinken, Fernsehen gucken?

Ja. Warum nicht? Meditation ist keine Religion. Im Idealfall würden Sie all diese Aktivitäten achtsam durchführen – dann wird Sex intensiver, und wenn Sie Alkohol oder TV als Ausflucht nutzen möchten, statt zu Ihrem Vergnügen, werden Sie es bemerken und können sich frei dafür oder dagegen entscheiden.

Muss ich vegan oder vegetarisch essen, wenn ich meditiere?

Nein. Der »Überbau« der Meditation fordert dazu auf, kein Leid zu verursachen. Daraus leiten manche Menschen ab, dass sie keine toten Tiere und Tierprodukte essen oder nutzen wollen. Das steht Ihnen frei, ist aber nicht notwendig. Es ist allerdings mittlerweile medizinisch anerkannt, dass zu viel Fleisch ungesund ist, ebenso wie manche andere Ernährungsgewohnheit, etwa Tiefkühlessen beim Fernsehen. Und Meditation trägt auf die Dauer dazu bei, dass wir auch uns selbst besser behandeln.

Kann ich während des Meditierens beruhigende Musik hören?

Manche Audio-Anleitungen haben im Hintergrund Musik. Außerdem gibt es jede Menge »beruhigende Meditationsmusik«. Das klingt nett, aber ich bin der Ansicht, dass gerade die Stille der entscheidende Erfolgsfaktor ist. Deswegen rate ich von Hintergrundmusik ab, ebenso wie von Audio-Anleitungen, bei denen fast durchgängig gesprochen wird.

Die Anleitungen der meisten Meditationsformen sind nicht schwierig. Im Idealfall können Sie sich merken, was zu tun ist, und dies ohne ablenkende Untermalung versuchen. Erst damit bietet sich nämlich auch die Gelegenheit, die Umgebungsgeräusche ebenso aufmerksam wahrzunehmen wie die eigenen Gedanken, wenn sie auftauchen, statt entspannt in der Musik zu baden.

Wie oft soll ich am besten meditieren?

Die Empfehlungen sind sehr unterschiedlich. Ich rate dazu, eher mit kurzen Zeiten anzufangen und sich zu steigern, weil ich Erfolgserlebnisse lieber mag als Herausforderungen.

Als erstrebenswerte Ziele im Alltag werden häufig genannt:

- 10 Minuten täglich
- fünfmal 20 Minuten pro Woche
- täglich morgens und abends jeweils 30 Minuten

Probieren Sie aus, was für Sie machbar ist. Besser ist, Sie meditieren ein bisschen, als dass Sie sich viel vornehmen und dann gar nicht mehr meditieren.

VERWENDETE UND EMPFEHLENSWERTE LITERATUR

Banzhaf, Harald und Schmidt, Stefan: *Meditieren heilt: Vorbeugen und gesund werden durch Achtsamkeit*. Kreuz, Freiburg 2015.

Bögels, Susan und Restifo, Kathleen: *Mindful Parenting – Achtsamkeit und Selbstfürsorge für Eltern: Das Manual für ein 8-Wochen-Programm*. Arbor, Freiburg 2014.

Brach, Tara: *Meditations for Emotional Healing* (CDs). Sounds True, Louisville 2009.

Brach, Tara: *Mindfulness Meditation* (CDs). Sounds True, Louisville 2012.

Brach, Tara: *Mit dem Herzen eines Buddha*. O. W. Barth, München 2013.

Brown, Brené: *Verletzlichkeit macht stark: Wie wir unsere Schutzmechanismen aufgeben und innerlich reich werden*. Kailash, München 2013.

Chödrön, Pema: *Good Medicine* (Videokurs). Sounds True, Louisville 2001.

Csikszentmihalyi, Mihaly: *Flow. Das Geheimnis des Glücks*. Klett-Cotta, Stuttgart 2017.

Davidji: *Guided Meditations: Fill What Is Empty, Empty What Is Full* (CD). Sweetspot, Carlsbad 2009.

Davidji: *Meditation erleben: Innere Ruhe finden*. L.E.O, München 2015.

Elten, Jörg Andrees: *Ganz entspannt im Hier und Jetzt: Ta-*

gebuch über mein Leben mit Bhagwan in Poona. Osho-Verlag, Köln 2000.

Gladwell, Malcolm: *Überflieger: Warum manche Menschen erfolgreich sind – und andere nicht.* Campus, Frankfurt 2009.

Goleman, Daniel und Davidson, Richard: *Altered Traits: Science Reveals How Meditation Changes Your Mind, Brain, and Body.* Penguin, New York 2017.

Hanson, Rick: *Hardwiring Happiness: The Practical Science of Reshaping Your Brain – and Your Life.* Random House, New York 2013.

Hanson, Rick: *Just 1 Thing. So entwickeln Sie das Gehirn eines Buddha.* Arbor, Freiburg 2015.

Harris, Dan: *Wie ich die entscheidenden 10% glücklicher wurde: Meditation für Skeptiker.* dtv, München 2015.

Kabat-Zinn, Jon: *Achtsamkeit und Meditation im täglichen Leben* (CDs). Arbor, Freiburg 2007.

Kabat-Zinn, Jon: *Bei sich selbst zuhause sein* (CDs). Arbor, Freiburg 2008.

Kabat-Zinn, Jon: *Die heilende Kraft der Achtsamkeit* (CDs). Arbor, Freiburg 2009.

Kabat-Zinn, Jon: *Die MBSR-Yogaübungen: Stressbewältigung durch Achtsamkeit* (CDs). Arbor, Freiburg 2010.

Kabat-Zinn, Jon: *Gesund durch Meditation: Das große Buch der Selbstheilung mit MBSR.* Knaur, München 2013.

Kabat-Zinn, Jon: *Im Alltag Ruhe finden: Meditationen für ein gelassenes Leben.* Knaur, München 2015.

Kabat-Zinn, Jon: *Schmerz: Meditationen zum Umgang mit chronischen Schmerzen* (CDs). Arbor, Freiburg 2013.

Kabat-Zinn, Jon: *Stressbewältigung durch die Praxis der Achtsamkeit* (CDs). Arbor, Freiburg 2014.

Knuf, Andreas: *Sei nicht so hart zu dir selbst: Selbstmitgefühl in guten und in miesen Zeiten.* Kösel, München 2016.

Kok, Bethany und Singer, Tania: *Phenomenological fingerprints of four meditations: Differential state changes in affect, mind-wandering, meta-cognition and interoception before and after daily practice across nine months of training.* 8.10.1007/s12671-016-0594-9 (PDF abgerufen am 10.4.2018)

Kornfield, Jack: *Das weise Herz: Die universellen Prinzipien buddhistischer Psychologie.* Arkana, München 2014.

Kornfield, Jack: *Guided Meditations* (CDs). Sounds True, Louisville 2007.

Kornfield, Jack: *Guided Meditations for Diffucult Times* (CDs). Sounds True, Louisville 2010.

Kornfield, Jack: *Guided Meditations for Self-Healing* (CDs). Sounds True, Louisville 2010.

Kornfield, Jack: *Meditationen für Anfänger* (CDs), Arkana, München 2007.

Kornfield, Jack: *Wahre Freiheit: Der buddhistische Weg, in jedem Augenblick glücklich und geborgen zu sein.* O. W. Barth, München 2018.

Neff, Kristin: *Selbstmitgefühl: Wie wir uns mit unseren Schwächen versöhnen und uns selbst der beste Freund werden.* Kailash, München 2013.

Ott, Ulrich: *Meditation für Skeptiker: Ein Neurowissenschaftler erklärt den Weg zum Selbst.* Droemer, München 2011.

Puddicombe, Andy: *Mach mal Platz im Kopf: Meditation bringt's!* Knaur, München 2012.

Rinzler, Lodro: *The Buddha Walks Into The Office: A Guide to Livelihood for a New Generation.* Shambhala, Boston 2014.

Rinzler, Lodro: *Triffst du Buddha an einer Bar: Gib ihm einen aus.* Aurum, Bielefeld 2012.

Salzberg, Sharon: *Real Happiness At Work: Meditations for*

Accomplishment, Achievement, and Peace. Workman, New York 2014.

Salzberg, Sharon: *Real Happiness: The Power of Meditation: A 28-Day Program*. Workman, New York 2011.

Schneider, Maren: *Ein Kurs in Selbstmitgefühl: Achtsam und liebevoll mit sich selbst umgehen*. O. W. Barth, München 2014.

Tan, Chade-Meng: *Search Inside Yourself: Das etwas andere Glücks-Coaching*. Arkana, München 2012.

Trökes, Anna und Knothe, Bettina: *Neuro-Yoga: Wie die alte Weisheitspraxis auf unser Gehirn wirkt*. O. W. Barth, München 2014.

Zurhorst, Eva-Maria: *Liebe dich selbst: und es ist egal, wen du heiratest*. Arkana, München 2009.

Bücher des Autors

Mini-Meditationen. Gräfe und Unzer, München 2014.

Meditation: Mein Übungsbuch für mehr Wohlbefinden und Gelassenheit. Gräfe und Unzer, München 2015.

Die Meditations-Box: 49 Meditationskarten und Kartenständer (Meditation für Anfänger und Erfahrene, die sich Abwechslung wünschen, spielerisch Meditation lernen). Königsfurt Urania, Krummwisch 2016.

Einschlafen ist gar nicht so schlimm (Kindermeditationen). Knaur, München 2017.

Keine Angst vor niemand (Kindermeditationen). Knaur, München 2017.

Konzentrieren ist ja ganz leicht (Kindermeditationen). Knaur, München 2017.

Mein Kopf, mein Herz, mein Weg! Königsfurt-Urania, Krummwisch 2017.

Schmeckt ja doch (Kindermeditationen). Knaur, München 2017.

ULRICH OTT

MEDITATION FÜR SKEPTIKER

Ein Neurowissenschaftler erklärt
den Weg zum Selbst

Meditation ist ein Instrument der Selbsterkenntnis, das jeder
für sich nutzen kann. Der neben Wolf Singer bekannteste
Meditationsforscher im deutschsprachigen Raum erschließt
auf undogmatische Weise den Weg in die spirituelle Praxis.
Ulrich Ott vereint in sich den rationalen Wissenschaftler
mit dem langjährig Praktizierenden. Er vermittelt sowohl
fundiertes Hintergrundwissen als auch konkrete Übungsan-
weisungen. In fünf Schritten lädt er den Leser zur eigenen
praktischen Erfahrung ein: ein einzigartiges Meditations-
handbuch von sachlicher Überzeugungskraft.

»Das Buch von Ulrich Ott stellt einen Meilenstein
in der Literatur zum Thema Meditation dar.«
Visionen

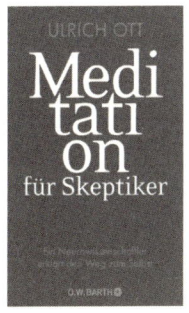

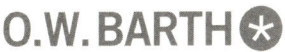